La Méthode Pilates pour les Nuls

Ellie Herman

FIRST Editions

La Méthode Pilates pour les Nuls
Titre de l'édition américaine : Pilates for Dummies

Publié par
Wiley Publishing, Inc.
111 River Street
Hoboken, NJ 07030 – 5774
USA

ISBN : 2-75400-223-5
Dépôt légal : 3e trimestre 2006
Nous nous efforçons de publier des ouvrages qui correspondent à vos attentes et votre satisfaction est pour nous une priorité. Alors, n'hésitez pas à nous faire part de vos commentaires :

Éditions Générales First
27, rue Cassette
75006 Paris – France
e-mail : firstinfo@efirst.com
Site internet : www.efirst.com

Traduction : Marie-Christine Guyon
Production : Emmanuelle Clément
Mise en page : Catherine Kédémos
Imprimé en France

Sommaire

À propos de l'auteur

Ellie Herman dirige deux centres Pilates qui attirent un public nombreux, l'un à San Francisco et l'autre à Oakland, en Californie. En outre, les Ellie Herman Studios proposent des formations intensives au professorat. C'est en 1988 qu'Ellie a découvert la méthode Pilates, alors qu'elle se trouvait en rééducation dans un centre hospitalier pour danseurs. En 1991, elle reçoit sa première formation à cette technique à New York, auprès de deux disciples directs de Pilates, Romana Kryzanowska et Kathy Grant. En plus de dix ans d'enseignement de la méthode Pilates, elle a mis au point un langage spécialement destiné à en transmettre l'essence. Ellie est désormais entourée d'une vaste équipe de professeurs certifiés, aux États-Unis comme à l'étranger.

Ellie Herman est une ancienne danseuse et chorégraphe, qui avait à l'époque de sa précédente carrière sa propre compagnie de danse. Outre la danse contemporaine, ses compétences s'étendent au yoga, à la gymnastique, à la kinésithérapie et à l'anatomie. Elle est diplômée en acupuncture et en phytothérapie chinoise. Dans ses centres, elle associe la méthode Pilates à l'acupuncture et à d'autres techniques de travail corporel afin d'offrir à ses élèves les conditions les plus favorables à leur bien-être et, le cas échéant, à leur rééducation. Ellie s'est donné pour mission de mettre au service du public le bénéfice de ses recherches, poursuivant sans relâche un même objectif : restituer au corps tout son équilibre. (Des photographies d'Ellie en action figurent au chapitre 4.)

Introduction

Pilates est aujourd'hui l'une des méthodes de remise en forme les plus populaires aux États-Unis, tant auprès des vedettes d'Hollywood que des habitant des plus modestes bourgades, où cette méthode est enseignée dans quasiment toutes les salles de gym. Ce livre a pour principal objet de décrire en détail tous les exercices ne nécessitant qu'un simple tapis de sol. En outre, il comporte de nombreuses informations concernant l'origine de Pilates, son histoire et la philosophie sur laquelle la méthode repose. Vous souhaitez allez au-delà des techniques de base ? Vous trouverez aussi dans cet ouvrage des renseignements sur l'équipement et les accessoires utiles à la pratique de Pilates, ainsi que des programmes spécialement étudiés pour les femmes enceintes, les personnes âgées et celles souffrant de douleurs dorso-lombaires.

À propos de cet ouvrage

Comme avec tous les autres *Pour les Nuls*, le lecteur a le choix entre lire l'ouvrage de façon linéaire, de la première à la dernière page, ou papillonner d'un chapitre à l'autre à la recherche des sujets qui l'intéressent plus particulièrement.

Voici diverses manières de l'aborder :

- Novice en la matière, vous avez tout avantage à commencer par cette Introduction, en poursuivant avec les trois chapitres de la première partie. Puis, au chapitre 4, vous vous initierez à la pratique des exercices au sol. Vous pourrez ensuite sauter directement aux chapitres 9 à 11, où vous découvrirez des accessoires permettant de perfectionner vos connaissances de base. Je vous conseille de n'aborder les séries les plus élaborées qu'une fois bien accoutumé aux mouvements les plus élémentaires. Vous aurez alors acquis la force et la souplesse indispensables pour passer à ce stade.

- Vous en savez déjà beaucoup sur Pilates et souhaitez simplement ajouter de nouveaux exercices à votre programme habituel. Feuilletez alors les chapitres 4 à 11. Je vous recommande toutefois de vous familiariser au préalable avec l'alphabet Pilates, présenté au chapitre 3. Vous y trouverez, de plus, quelques notions fondamentales, précieuses pour évoluer dans les autres chapitres.

Structure de l'ouvrage

Ce livre se compose de quatre parties. Rien ne vous empêche de passer directement à la suite, mais il vaut mieux, avant d'étudier en profondeur les deux dernières, suivre l'ordre des première et deuxième parties.

Première partie : Les bases

Dans cette partie, dont je conseille particulièrement la lecture aux débutants, je raconte d'abord la naissance de la méthode. Ensuite, j'explique en quoi elle se distingue des autres et quels sont les avantages qu'elle vous procurera. Même si vous êtes pressé de découvrir les exercices, jetez un coup d'œil sur l'alphabet présenté au chapitre 3.

Deuxième partie : Exercices au sol

L'organisation de la deuxième partie est très simple. Tout d'abord, vous ferez connaissance avec les exercices préparatoires à Pilates, puis vous enchaînerez avec les séries de niveau « débutant », « intermédiaire » et « avancé ». Je vous recommande de respecter cet ordre, car il fut établi par le créateur de la méthode lui-même, Joseph Pilates. Il repose sur une logique qui permet, à condition de commencer par le commencement, de préparer votre corps aux étapes ultérieures de façon progressive et sans danger.

Ne vous précipitez pas directement sur les exercices de niveau avancé : dans le meilleur des cas, vous risqueriez de ne pas les effectuer correctement et, au pire, de vous blesser.

Dans la deuxième partie, vous trouverez aussi des exercices conçus pour répondre à des attentes plus particulières, comme ceux spécialement consacrés aux fessiers, dans le chapitre 8.

Pour que vous sachiez s'ils sont à votre portée, j'indique leur niveau de difficulté respectif.

Troisième partie : Exercices avec accessoires et machines

La troisième partie décrit, photos à l'appui, les exercices qui s'effectuent à l'aide d'un équipement complémentaire. Ceux que je vous indique aux chapitres 9, 10 et 11 ne requièrent que des accessoires peu onéreux et faciles à se procurer. Enfin, le chapitre 12 est consacré aux machines employées dans Pilates. Il se destine plus particulièrement à ceux qui souhaitent savoir quel type d'équipements ils auront à utiliser dans un centre de gym pratiquant cette méthode, ou qui envisagent d'en installer chez eux.

Quatrième partie : La Partie des Dix

Tous les livres de la collection *Pour les Nuls* comportent une Partie des Dix. Les chapitres qui composent celle-ci évoquent chacun dix informations sur la méthode Pilates, pour élargir vos connaissances.

Icônes utilisées dans cet ouvrage

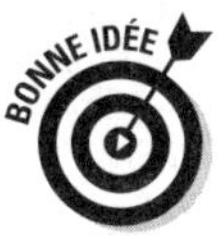

Cette icône signale un conseil propre à vous faciliter l'existence. Il peut s'agir d'une variante d'exercice, d'une astuce pour mettre la méthode Pilates à votre portée à moindres frais ou encore d'un simple truc pour vous faire gagner du temps.

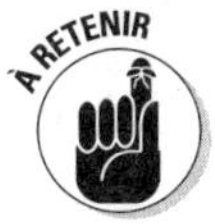

Certains points méritent de s'ancrer dans votre mémoire. Grâce à ce symbole, vous repérerez les points les plus importants.

J'emploie cette icône principalement pour vous éviter de vous blesser. Dès que vous l'apercevez, lisez le paragraphe adjacent avec attention. Vous ne pourrez que vous en féliciter !

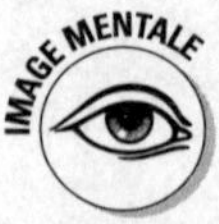

La méthode Pilates exige une grande rigueur mentale. Les photos que cette icône met en évidence vous aideront à mémoriser la façon correcte d'effectuer un exercice, tout en faisant appel à votre imagination.

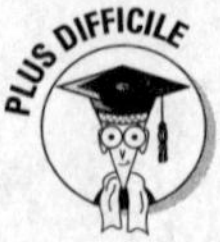

Quand vous aurez atteint un niveau avancé, recherchez cette icône. Elle souligne des variantes plus élaborées de certains exercices.

À vous de choisir...

Vous tenez vraiment à papillonner dans cet ouvrage, au lieu de le lire du début à la fin ? Allez-y, butinez à votre gré les pages qui vous intéressent le plus – à condition de ne pas essayer le Canif ou le Boomerang avant d'y être prêt ! Vous êtes un cas particulier ? Vous pouvez carrément commencer par la fin : la Partie des Dix regroupe et résume une mine de précieuses informations sur Pilates.

Première partie

Les bases

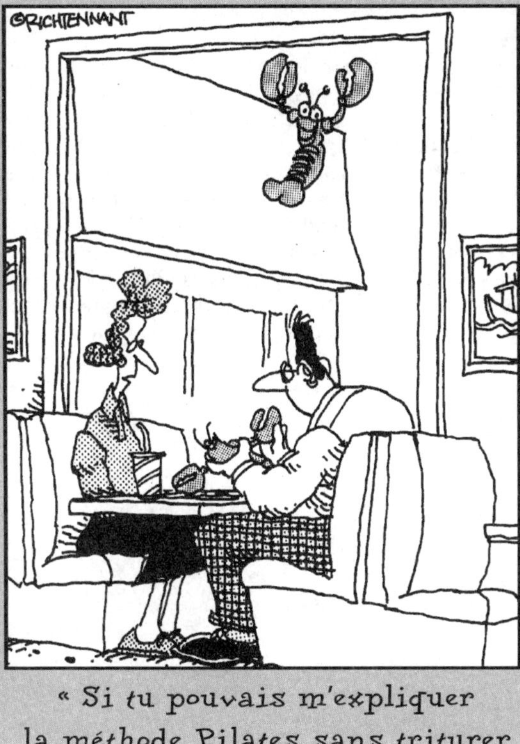

« Si tu pouvais m'expliquer la méthode Pilates sans triturer cette bestiole... »

Dans cette partie...

Cette première partie a pour but de vous apprendre tout ce qu'il faut savoir avant de se lancer véritablement dans la pratique de Pilates. Vous vous demandez de quel équipement ou de quels vêtements vous avez besoin ? Vous souhaitez savoir quels bénéfices vous tirerez de cette méthode ? Les chapitres qui suivent répondront à vos questions. En outre, ils couvrent l'évolution de Pilates, ses concepts fondamentaux et ses termes clés. J'ai réunis ces derniers sous la forme d'un « alphabet » pour faciliter votre apprentissage et vous rappeler aisément les principaux mouvements que vous aurez à répéter le plus souvent dans les exercices.

Chapitre 1

Les rudiments de Pilates

Dans ce chapitre :

- Pilates, qu'est-ce qu'est ?
- Évolution de la méthode
- Les huit principes de Pilates
- Vêtements et accessoires

Pilates, qu'est-ce que c'est ? En un mot, c'est de la *magie*.

Mais commençons par le commencement. Supposons que vous entrouvriez la porte d'une salle, en plein cours de Pilates. Vous pourriez vous dire : « De la gym assise, pas fatigant… », ou bien « Tous ces ressorts et ces poulies ! J'ai dû tomber sur une séance de torture ! », ou encore « Ça a l'air marrant, c'est justement ce qu'il me faut ! » Dans tous les cas, vous seriez dans le vrai. En revanche, ne cherchez pas de lien entre Pilates et « pirates »…

Pilates se caractérise par les contradictions : c'est une méthode à la fois simple et complexe, un domaine à la fois éthéré et étonnamment terre-à-terre. Certaines personnes en comprennent l'intérêt et en tirent de profonds bénéfices dès leur première séance. D'autres reprochent aux exercices d'être répétitifs, voire complètement idiots. Pourtant, après trois mois à les reproduire, elles accèdent soudain à un nouveau degré de connaissance sur leur propre corps. Certaines trouvent d'abord un exercice bien trop difficile pour elles puis, au bout de quelques semaines d'entraînement, l'effectuent comme s'il leur était parfaitement naturel. Quelle que soit votre réaction première, vous en arriverez à une conclusion unique : Pilates transforme ceux qui l'adoptent.

Mon ami, qui pratique le freestyle de haut niveau en skateboard et en snowboard, a décrété, après sa sixième séance, que Pilates l'ennuyait profondément. Rien ne saurait égaler le frisson que lui procure le danger et le défoulement qu'il éprouve, perché sur ses planches. Mais il lui a bien fallu admettre, à contrecœur, que sa brève expérience de Pilates lui avait permis d'améliorer de façon extraordinaire sa technique du snowboard. De plus, il peut enfin se passer des genouillères qu'il devait porter depuis dix ans sur les pistes.

Le cas de mon compagnon n'est qu'un exemple parmi les innombrables témoignages que je reçois. Un homme de trente-cinq ans dont rien ne parvenait à soulager les douleurs dorsales depuis une quinzaine d'années, une vieille dame qui, n'ayant jamais aimé la gymnastique, perdait de sa vigueur et de sa souplesse, et combien d'autres personnes désirant simplement raffermir leurs abdominaux et retrouver leur forme… tous ont découvert, dans Pilates, la réponse à leurs attentes.

Je suis moi-même une preuve vivante de la magie de cette méthode. Il y a treize ans, au cours de ma brève carrière de catcheuse (activité annexe à laquelle je me livrais pour subsister à mes besoins de danseuse professionnelle), je me suis gravement blessée au genou. Pour les médecins, qui diagnostiquaient une déchirure des ligaments, je ne pouvais continuer la danse qu'au prix d'une intervention chirurgicale. Après six mois de rééducation selon la méthode Pilates, j'ai repris mon activité professionnelle sans me faire opérer, et avec plus de force et de technique que jamais. J'étais désormais convertie.

Parmi mes élèves, certains abordent Pilates alors qu'ils n'ont aucune expérience du mouvement. Parfois, c'est la première fois qu'ils rencontrent une forme d'exercice physique qui les attire. En effet, ils détestent la mise en scène qui entoure souvent ce genre de disciplines – la musique assourdissante qui accompagne l'aérobic, les ahanements des fans de musculation quand ils soulèvent leurs haltères. Ou bien ils craignent les blessures et autres soucis de santé qu'on risque à se lancer de manière inconsidérée dans un sport, lorsqu'on est totalement débutant. L'enseignement de Pilates se fonde sur des mouvements élémentaires, faciles à apprendre et ne présentant pas le moindre danger pour l'élève *lambda*.

Si vous en savez déjà beaucoup sur Pilates et souhaitez découvrir tout de suite les exercices, n'hésitez pas à vous rendre au chapitre 4. Mais, auparavant, jetez toutefois un œil sur mon alphabet, présenté au chapitre 3.

Comme avant de débuter toute activité physique, demandez l'avis de votre médecin, surtout si vous êtes atteint d'insuffisance cardiaque, d'hypertension, de douleurs dorsales ou de toute autre affection éventuellement incompatible avec une pratique sportive.

Les principes de Pilates

Les exercices de Pilates empruntent au yoga, à la danse et à la gymnastique. Mais ils comprennent aussi un grand nombre de mouvements originaux, qui les distinguent de ces disciplines. La méthode consiste en un répertoire de plus de cinq cents exercices, qui s'effectuent soit sur un tapis de sol, soit à l'aide

Joe Pilates : brève histoire d'un inventeur

Né en Allemagne en 1880, Joseph Hubertus Pilates, atteint d'asthme et d'une déformation appelée « thorax en entonnoir », fut toute sa vie obsédé par l'idée de guérir ou du moins d'arriver à un état de santé satisfaisant. Avec le temps, il surmonta cette fragilité et devint un sportif accompli, pratiquant le ski, la plongée, la gymnastique, le yoga et la boxe. À soixante-dix ans passés, il conservait encore une forme exceptionnelle. Détenu dans un camp de prisonniers anglais pendant la Première Guerre mondiale, il installa un système de ressorts au-dessus des lits d'hôpital, permettant aux patients de se rééduquer tout en restant couchés. Cet appareillage devint par la suite l'un des principales machines utilisées dans la méthode Pilates, qu'il baptisa « Cadillac ».

En 1923, Joseph Pilates émigra aux États-Unis. À New York, il ouvrit un studio destiné à l'entraînement et à la rééducation des danseurs professionnels. Parmi ses disciples figuraient le chorégraphe George Balanchine et la pionnière de la danse moderne, Martha Graham.

Pilates commença par définir un ensemble d'exercices au sol, conçus pour renforcer la ceinture abdominale et améliorer la maîtrise corporelle en général. Par la suite, il mit au point plusieurs appareils destinés à améliorer les résultat de son répertoire croissant d'exercices. En outre, ces machines devaient lui éviter de surveiller le travail de ses clients. Il construisit ainsi une vingtaine de dispositifs en bois et en tubes de métal, dont les poulies, bandes, barres et ressorts rappelaient, pour certains, des engins de torture médiévaux. Sa philosophie l'amena à élaborer un système propre à « développer le corps de façon harmonieuse, à rectifier les mauvaises postures, à restituer une vitalité physique, à stimuler l'esprit et à l'élever ». Largement en avance sur son temps, il considérait l'exercice corporel dans une perspective globale.

Au cours de plusieurs dizaines d'années, Joseph Pilates créa un ensemble de plus de cinq cents exercices, qu'il intitula Contrology mais qui, depuis, sont connus sous le nom de méthode Pilates.

d'un des nombreux accessoires inventés par Joseph Pilates. Ne vous inquiétez pas à l'idée de devoir utiliser de complexes appareils : un simple tapis suffit à réaliser un excellent entraînement et ce, à domicile. Si l'emploi d'équipements plus élaborés vous intéresse, j'étudie la question au chapitre 12.

La méthode Pilates représente aussi une excellente technique de rééducation à la suite d'accidents touchant le dos, le genou, la hanche ou l'épaule, et pour les traumatismes résultant de tensions répétitives. Pilates appréhende le corps comme un tout. Il en corrige donc les asymétries et faiblesses chroniques pour restaurer un équilibre corporel et pour prévenir de nouvelles blessures.

Exercices au sol

Les exercices au sol s'effectuent la plupart du temps par séries, elles-mêmes organisées par niveaux. Après des séries de préparation à la méthode, je vous présenterai celles qui s'adressent aux personnes de niveau débutant, intermédiaire et avancé.

Selon moi, il est préférable de commencer par les séries préparatoires (chapitre 4), car elles permettent une compréhension véritable des concepts sur lesquels repose la méthode tout entière. Une fois ces principes assimilés, vous serez en mesure de les appliquer aux séries de niveau débutant, et ainsi de suite. Au fur et à mesure de votre évolution, les séries deviendront plus longues et plus difficiles. Le travail intermédiaire comprend des exercices issus du niveau débutant, complétés par d'autres, nouveaux et plus ardus. Dans certains cas, vous aurez juste à aborder une variante plus élaborée d'un même exercice, que vous retrouverez d'un niveau à l'autre.

Il importe d'effectuer les séries dans l'ordre et d'essayer de les enchaîner jusqu'au bout. Pour sa compréhension de l'équilibre musculaire, Joseph Pilates était un authentique génie. Les séries qu'il a établies n'ont de sens qu'à condition qu'on les exécute dans l'ordre prévu. Il s'agit, en général, de commencer par un exercice d'échauffement de la colonne vertébrale, suivi de quelques autres, qui consistent à la fléchir dans un sens, puis dans l'autre, etc. Il ne vous est pas utile de comprendre la logique scientifique qui sous-tend cet ordre (il faudrait un considérable bagage en kinésithérapie pour vraiment y parvenir). Contentez-vous de croire au bien-fondé de cette technique et de ces procédures. Pour ma part, plus j'étudie et pratique Pilates, plus j'apprécie et mesure l'intelligence de son créateur.

Une centrale énergétique

Les exercices Pilates ont pour effets conjoints de développer les muscles abdominaux, dorsaux et fessiers. La méthode traite en priorité les muscles posturaux profonds qui, soutenant le squelette, jouent un rôle de véritable « centrale énergétique » dans notre corps.

Cette notion de « centrale énergétique » est due à Joe Pilates lui-même. Elle recouvre les muscles abdominaux, fessiers, ceux du dos et, parfois, ceux de l'intérieur de la cuisse, qui œuvrent en collaboration. Ce sont principalement eux qui stabilisent le torse ; ils sont donc très importants pour éviter les lésions dorsales. C'est pourquoi de nombreux exercices de Pilates prennent leur point de départ dans ces muscles, ou les sollicitent fortement.

Pourquoi devons-nous accorder une attention maximale à notre centrale énergétique ?

- Les muscles qui la composent protègent notre dos d'éventuels traumatismes. Ceux qui souffrent déjà de faiblesses ou de douleurs dans cette partie du corps ont de grandes chances, en les renforçant, de soulager leurs maux.
- Un effort réalisé à partir du centre du corps, quel que soit le mouvement effectué, décharge la colonne vertébrale et les articulations de leur fardeau et permet un travail plus efficace.
- Une centrale énergétique puissante contribue à votre séduction ! Qui ne souhaiterait avoir un ventre, un dos, des fesses et des cuisses fermes et pleins de tonus ?

L'évolution de Pilates

C'est dans le premier studio créé par Joseph Pilates à New York, sur la Huitième Avenue, que fut formée la première génération de professeurs : Romana Kryzanowska, Kathy Grant, Ron Fletcher, Eve Gentry, Carola Trier, Mary Bowen et Bruce King. Ces disciples essaimèrent bientôt dans d'autres régions des États-Unis, adaptant la méthode à leur philosophie et à leur expérience personnelle ainsi qu'aux besoins de leurs clients. Pendant la cinquantaine d'années qui suivit, la méthode Pilates, transmise d'enseignant en enseignant, connut de considérables transformations. Aujourd'hui, si ceux qui la pratiquent à New York se considèrent les plus fidèles aux principes de Pilates, bien des formateurs ont mis leur créativité au service de son évolution.

Par leur point de vue particulier sur le corps, ils ont fait progresser certaines conceptions d'origine sur le placement corporel, qui semblent aujourd'hui dépassées.

Mon approche de la méthode Pilates allie les styles new-yorkais et californien. Au départ, c'est à New York que j'y ai été initiée, par Romana Kryzanowska, qui demeure au plus près des techniques inventées par Joseph Pilates. C'est là que j'ai appris le répertoire d'exercices le plus classique et les principes que Pilates applique traditionnellement aux postures. Ceux-ci visent, avant tout, à atténuer la cambrure et à basculer le bassin vers l'avant, les muscles fessiers jouant un rôle primordial dans le travail effectué. Les professeurs de la côte Ouest, en revanche, s'attachent en priorité à la notion de « Neutralité vertébrale ». Celle-ci, qui respecte la courbure lombaire naturelle, correspond davantage à l'attitude spontanée de l'être humain (vous trouverez plus de détails sur la Neutralité vertébrale au chapitre 3).

En Californie, on aime la liberté et on est ouvert aux idées nouvelles. Au fil des ans, j'ai mis au point, de même que les autres professeurs qui travaillent dans mon studio, de nouveaux exercices fondés sur les principes de Pilates. J'en ai aussi modifié d'autres, pour les rendre plus efficaces, compte tenu des progrès de nos connaissances sur le corps. En bref, le fait d'aplatir la région lombaire et de tenir le bassin projeté en avant en permanence n'est pas très indiqué pour une majorité de personnes et risque même d'accentuer les problèmes de dos.

Les huit principes de Pilates

Joseph Pilates est l'auteur d'un livre intitulé *Return to Life*, dans lequel il énonce les huit principes dont s'inspire sa méthode. Leur connaissance permet de comprendre de façon plus approfondie la philosophie sur laquelle celle-ci repose. Plus que toute autre technique d'exercice physique, Pilates exige une concentration d'ordre *mental*. Si on pratique la méthode Pilates sans percevoir les idées qui la sous-tendent, on se limite à effectuer des mouvements dénués de sens.

À RETENIR

Ce qui motive les adeptes de Pilates à poursuivre dans cette voie année après année est qu'ils constatent sur leur propre corps de spectaculaires transformations, au fur et à mesure qu'ils approfondissent leur travail. Même après dix ans de pratique, il arrive toujours qu'on connaisse des révélations sur son fonctionnement,

Les tribulations d'une marque

En 1992, un kinésithérapeute, Sean Gallagher, acquiert le nom commercial de Pilates pour le studio et les cours de gymnastique new-yorkais. Peu après, il entame une action auprès des tribunaux contre tout formateur utilisant cette appellation, dont il revendique l'exclusivité. De nombreux professionnels s'arrangent avec lui à l'amiable ou lui versent une redevance pour l'utilisation de la marque. D'autres remplacent le nom sous lequel ils désignent leurs prestations par d'autres appellations, telles que Cor Fitness, the Method ou PhysicalMind. En 1996, Sean Gallagher rencontre un adversaire à sa mesure, Ken Edelman, propriétaire de Balanced Body, premier fournisseur mondial d'équipements Pilates. Pour celui-ci, il est ridicule que des professeurs enseignant la méthode de longue date soient privés du droit d'utiliser ce nom. Ken Edelman contre-attaque donc en justice. Après quatre ans de procédure, les juges déclarent que « Pilates » est le nom d'une technique d'entretien physique et que M. Gallagher, pas plus que quiconque, ne saurait en détenir la propriété.

ou qu'on accroisse les bienfaits d'un exercice. C'est notamment en cela que Pilates se distingue d'autres techniques.

En gardant à l'esprit les huit principes fondamentaux de la méthode, on parvient à un niveau de signification et d'efficacité bien supérieur. Les voici donc, pour savoir sur quoi centrer votre esprit lorsque vous effectuerez les exercices.

Maîtrise du mouvement

Joseph Pilates avait d'abord appelé sa méthode *Contrology* ; ce n'est que quand ses disciplines se mirent à l'enseigner eux-mêmes qu'on commença à l'appeler du nom de son créateur. Cela démontre en tout cas que l'un de ses principes fondamentaux réside dans la maîtrise, par la personne qui la pratique, de chacun de ses mouvements. Cette règle s'applique non seulement aux exercices en soi mais aussi à la transition de l'un à l'autre, à la façon de s'installer sur les machines et de les quitter, et à l'attention qu'il convient de prêter de façon générale aux moindres détails.

Les exercices sur tapis de sol, par exemple, demandent une maîtrise exercée dès le début et jusqu'à la fin de chaque mouvement. Si on freine le mouvement de manière contrôlée, on habitue ses muscles à se maintenir en étirement. Avec le temps, ils gagnent en longueur et en force – et n'est-ce pas, justement, ce à quoi nous aspirons tous ? Lorsque j'entraîne mes élèves, je les incite à effectuer des mouvements doux et réguliers. Cela revient à établir une coopération entre les muscles.

En outre, si on veille à bien maîtriser son mouvement, on amène son corps à faire appel à des muscles auxiliaires (dit « synergiques »), généralement plus petits que les muscles principaux. Quand un nombre élevé de muscles agissent ensemble pour réaliser un mouvement, autrement dit, quand ils travaillent en synergie, le corps parvient à un meilleur équilibre et à une plus grande coordination. Par ailleurs, les muscles les plus volumineux, dispensés de déployer tout l'effort à eux seuls, ne gonflent pas outre mesure. La personne gagne donc en ligne et en sveltesse. Une fois un bon degré de maîtrise acquis, elle se sent plus sûre d'elle pour entreprendre les actions les plus diverses : grimper sur une échelle, danser le rock ou plonger depuis une falaise, par exemple !

En bref, une maîtrise intérieure permet une liberté extérieure, sans crainte de se blesser.

Respiration

Les gens ont tendance, lorsqu'ils réalisent une tâche nouvelle et ardue, à retenir leur souffle. Cela entraîne une tension des muscles qui risque à son tour de se transformer en habitude et d'exagérer des postures défavorables. C'est pourquoi une respiration régulière est capitale pour assurer une fluidité des mouvements et un bon équilibre musculaire. À tout exercice de la méthode Pilates correspond donc un mode respiratoire particulier.

La plupart des gens n'exploitent que la moitié de leur capacité pulmonaire. Il s'agit là d'un effet secondaire d'une existence marquée par la sédentarité et par le stress. Des exercices reposant sur une inspiration et une expiration profondes favorisent le bon fonctionnement des poumons et en accroissent la capacité. De plus, ils procurent une agréable sensation de détente. Respirer tout en effectuant un mouvement n'est pas toujours aussi facile qu'il y paraît. Mais, lorsqu'on y parvient, le résultat est souvent magnifique. Un souffle réfléchi développe l'aptitude à l'étirement. Et, à son tour, le relâchement des tensions contribue à une meilleure maîtrise corporelle.

Le souffle est une composante essentielle de Pilates et distingue lui aussi cette méthode des autres formes de gymnastique.

Comme dans le yoga, tout exercice ne s'y conçoit que dans le respect de règles respiratoires qui lui sont propres.

Ma règle d'or personnelle en matière de souffle : « respirez » vos exercices ! Et, plus précisément, expirez au moment de l'effort le plus intense.

Kathy Grant est une ex-danseuse, octogénaire, qui appartient à la première génération d'enseignants de la méthode Pilates. Elle l'enseigne toujours à New York et a moult fois aidé ses collègues à retrouver leur forme après une blessure. Elle a défini les trois modes de respiration suivants :

- **Accordéon**. Placez vos mains de chaque côté de votre cage thoracique, comme si vous teniez un accordéon. Prenez une profonde inspiration, de façon à élargir l'espace compris entre vos mains. Visualisez mentalement votre cage thoracique qui s'ouvre.
  En expirant, sentez comme elle se restreint, à l'instar d'un accordéon qui se replie. Ce mode de respiration exercé latéralement, entre les côtes, assure un équilibre frontal. Celui-ci est préférable à l'alternance soulèvement-abaissement de la cage thoracique, source de déstabilisation du torse.
- **Expulsion percutante**. Ce mode de respiration caractérise l'exercice baptisé « Centaine », qui apparaît dans les chapitres 5, 6 et 7. Si l'inspiration peut s'effectuer comme dans la respiration en accordéon, de manière douce et profonde, l'expiration doit être énergique, voire accentuée par un vigoureux son « ch », émis à chaque temps. Vous devez sentir vos abdominaux expulser l'air de vos poumons. C'est ce qu'on appelle une « expiration forcée ».
- **Cache-cache**. Imaginez que vous vous cachiez sous un drap tandis que quelqu'un vous cherche. Vous seriez obligé de respirer de façon contrôlée, comme dans ce troisième mode, primordial dans Pilates comme dans tout sport de haut niveau exigeant une stabilité et un équilibre excellents.
  Supposons que vous soyez une gymnaste, s'apprêtant à effectuer un saut arrière sur une poutre. Votre souffle ne doit en aucun cas modifier la position d'une partie de votre corps. En d'autres termes, il est possible d'inspirer et d'expirer en n'entraînant qu'un mouvement limité de la cage thoracique ou de l'abdomen.

Fluidité

Quelqu'un qui n'aurait qu'un bref aperçu de la méthode Pilates pourrait croire qu'il s'agit de yoga. Néanmoins, dans cette dernière discipline, on maintient généralement une posture pendant quelques instants – qui paraissent parfois une éternité –, avant d'en adopter une autre. S'il est vrai que Pilates lui emprunte certains mouvements, il est rare qu'on y conserve longtemps une même position. À cet égard, Pilates s'apparente davantage à la danse, car la fluidité du déplacement y est primordiale. Par essence, les mouvements de Pilates ont pour finalité d'apporter aisance et liberté corporelles. Chacun d'entre eux doit, en outre, s'achever de manière précise et maîtrisée. C'est ainsi qu'on acquiert une plus grande souplesse des articulations et des muscles. La fluidité du mouvement implique une coopération entre système nerveux, muscles et articulations. Le corps s'allonge ; il apprend à se mouvoir sans à-coups, avec régularité.

Précision

La précision est voisine de la maîtrise, à cette différence près qu'il s'y ajoute une conscience de l'espace. Quand on commence un mouvement, on doit savoir exactement où il débute et où il va se terminer. Pour chaque exercice Pilates, la position précise du corps est définie à tout instant. Dans notre méthode, les petits détails ont leur importance.

Bien des gens, en pratiquant une activité physique, acquièrent des habitudes propres à engendrer des douleurs, voire des blessures. Par exemple, certaines personnes crispent les épaules dès qu'elles effectuent un exercice difficile. Solliciter le faisceau supérieur des trapèzes (ces muscles qui courent de l'épaule à la nuque, et que nous nous massons si souvent) pour lever la jambe ne présente guère d'utilité ! Pourtant, vous seriez étonné du nombre de personnes qui ont tendance à le faire. Il s'agit là d'une des mauvaises habitudes qu'un instructeur Pilates digne de ce nom s'emploie à corriger.

L'un des buts de Pilates est de mettre en action les muscles qu'il convient de faire travailler, tout en relâchant ceux qui ne demandent qu'à participer alors qu'ils devraient rester au repos. Cela revient, une fois de plus, à être entièrement présent lorsqu'on effectue les exercices, et à bien savoir dissocier les muscles à utiliser des autres. L'adoption de Pilates demande l'agrément du corps dans sa totalité. La précision du mouvement qu'exige cette méthode aura des répercussions sur toute votre existence. Supposons, par exemple, que vous souffriez de douleurs causées par des postures fautives, dont vous ne vous rendez même pas compte. Après quelques bénéfiques séances, vous serez agréablement surpris des effets aussi rapides que positifs de votre récente prise de conscience. De tels changements ne peuvent survenir qu'à partir du moment où, commençant à vous situer dans votre corps, vous améliorez la précision de vos mouvements.

Centrage

Je ne me lasse pas de répéter à mes élèves de « coller leur nombril contre leur colonne vertébrale ». J'entends par là « rentrer le ventre », évidemment ! Dans Pilates, c'est la règle d'or. C'est ainsi qu'on met ses abdominaux profonds en action, dans le but de centrer correctement sa force. De façon directe ou non, la plupart des exercices de la méthode visent à développer cette puissance abdominale. Alors, si vous ne voulez pas que je vous rebatte les oreilles avec mon conseil favori, contractez vos abdos !

Même dans le cadre d'un exercice destiné à renforcer les muscles du bras, un instructeur Pilates vous demandera toujours de rentrer le ventre, de tenir les épaules le plus bas possible, voire de serrer les fessiers. Toutes ces actions ont un objectif : améliorer le centrage et accroître la force musculaire abdominale. Aucun exercice ne saurait s'effectuer à leur détriment. En d'autres termes, si votre centre corporel n'est pas entièrement mobilisé et stabilisé, vous ne pourrez sans doute pas accéder au niveau supérieur d'un exercice. Et, tant que vous ne parviendrez pas à un centrage absolu, vous devrez adapter l'exercice en gardant ce concept essentiel en permanence à l'esprit. Cela vous paraît impitoyable ? Pourquoi croyez-vous qu'on me surnomme Abdominatrix ?!

Stabilité

L'importance accordée par Pilates à la stabilité contribue dans une large mesure à l'élégance et au mérite de cette méthode. Celle du torse est l'objectif principal de la plupart des exercices au sol. La *stabilité* est la capacité à garder immobile une partie du corps, alors que le mouvement d'une autre l'inciterait à bouger. Essayez, par exemple, de lever un bras devant vous aussi haut que possible sans cambrer. Pour y parvenir, vous devez solliciter vos abdominaux, de sorte que votre cage thoracique ne s'élève pas, tandis que le bras dépasse le niveau de l'épaule. En fait, ce sont essentiellement ces muscles qui assurent la stabilité du torse, et donc l'immobilité de la colonne vertébrale, lorsqu'on remue les bras ou les jambes.

Cette stabilité du torse, privilégiée dans Pilates, est l'une des conditions de la santé et de la longévité de votre colonne vertébrale. À la suite d'un traumatisme, on constate une instabilité générale dans la zone lésée. Il faut donc, avant tout, apprendre à stabiliser celle-ci pour ne pas se blesser de nouveau et permettre le processus de guérison. C'est pourquoi Pilates est l'une des formes d'exercice physique les plus sûres à entreprendre après un accident. En outre, cette technique prévient les blessures, car celles-ci risquent beaucoup moins de se produire chez quelqu'un qui jouit d'une excellente stabilité du torse et des articulations.

Au cirque ou dans un cours de yoga, de danse ou de stretching, vous avez sûrement déjà vu des personnes d'une souplesse extrême – du genre contorsionnistes qui, semblant dépourvus d'ossature, arrivent à faire « le pont » ou à placer un pied derrière leur oreille. Cette ultra-flexibilité est à l'opposé de la stabilité. Poussée trop loin, elle exerce une tension excessive sur les ligaments et sur les articulations. Pas étonnant, dans ces conditions, qu'un bon nombre de sujets très souples se blessent régulièrement. Apprendre à stabiliser les différentes parties de son corps joue un rôle primordial dans la prévention des blessures ou, quand elles surviennent, dans la rééducation du patient. En bref, voici la règle à garder à l'esprit lorsqu'on s'exerce à améliorer sa stabilité : « défense de bouger ça » !

Le torse se divise en deux parties : le thorax (cage thoracique et haut du dos) et l'abdomen (ventre et bas du dos).

- **La stabilité du thorax dépend des abdominaux supérieurs**. Elle est compromise par les mouvements des bras. Si, couché sur le dos, vous placez vos bras au-dessus de votre tête, vous devez solliciter vos abdominaux supérieurs pour maintenir cette stabilité, c'est-à-dire pour empêcher le haut de votre dos et votre cage thoracique de s'élever.
- **La stabilité de l'abdomen dépend des abdominaux inférieurs**. Elle est compromise par les mouvements des jambes. Si, couché sur le dos, vous soulevez vos jambes puis les redescendez, vous devez faire appel à vos abdominaux inférieurs pour empêcher votre dos de s'étirer à l'excès ou de se cambrer.

Par conséquent, une stabilité complète du torse repose sur l'ensemble de la paroi abdominale. Chaque mouvement des membres supérieurs ou inférieurs la remet en question. Si, couché sur le dos, vous levez jambes et bras à angle droit, puis les redescendez en même temps, la totalité de votre paroi abdominale entre en jeu afin de garder tout votre torse collé au tapis. Cette notion revient dans divers exercices Pilates de niveau intermédiaire ou avancé.

Amplitude

L'*amplitude* désigne l'envergure du mouvement qu'une articulation est apte à effectuer. Par exemple, la hauteur à laquelle on peut lever la jambe donne une idée de l'amplitude de la hanche. Cette capacité est influencée par l'ossature, les muscles et d'autres tissus, comme les ligaments ou les fascia (membranes de tissu conjonctif). En fait, elle s'assimile à la souplesse, mais considérée d'un point de vue différent.

Les exercices de Pilates demandent aux différentes parties du corps de s'allonger. Il en résulte une augmentation de l'amplitude de mouvement, ou de la souplesse, de vos membres. Après quelques heures de pratique, les personnes présentant des raideurs musculaires remarquent déjà une amélioration à cet égard. Si vous êtes très raide, il vous faudra peut-être effectuer des mouvements d'étirement particuliers, en plus des exercices Pilates. Si même le fait d'adopter la position nécessaire vous est difficile, vous aurez sans doute à modifier l'exercice en question, jusqu'à ce que vous ayez acquis assez de souplesse pour le réaliser dans sa version habituelle.

Antagonisme

On peut lever les bras en pensant tout simplement qu'on les lève. Mais on peut aussi le faire en pensant : « baisser pour monter », c'est-à-dire en abaissant d'abord les épaules, puis en se concentrant pour lever les bras à l'aide des muscles du dos. Procéder ainsi permet de stabiliser l'épaule pendant le mouvement. Souvent, je déclare à mes clients qu'il faut penser « baisser pour lever » ou, à l'inverse, « monter pour descendre », lorsque je leur explique comment dérouler leur colonne vertébrale. Ces deux exemples illustrent l'idée d'« antagonisme ».

Les danseurs ont naturellement recours à cette notion. C'est ce qui donne l'illusion qu'ils flottent en l'air tout en étant ancrés dans le sol. L'antagonisme est un bon truc pour inciter les gens à utiliser leurs muscles profonds au lieu de leurs muscles périphériques. Cette méthode permet d'en solliciter davantage pour effectuer un mouvement, ce qui rend celui-ci plus efficace et, en fin de compte, plus sain.

Dans le cadre de mes cours, j'évoque souvent l'idée d'antagonisme pour amener mes élèves à trouver un équilibre corporel. L'exemple du « monter pour descendre » lorsque je leur demande de se pencher en avant est essentiel pour leur éviter tout accident du dos. La prochaine fois que vous vous pencherez pour ramasser quelque chose, imaginez que vous faites ce mouvement en élevant votre abdomen. En faisant appel à vos muscles « antagonistes » (les abdominaux, en l'occurrence), vous protégerez votre dos. Voilà une façon idéale de se servir de son corps lorsqu'on effectue des mouvements qui nécessitent une élongation maximale et reposent sur certains mécanismes corporels particuliers. Quand vous aborderez les exercices, vous rencontrerez de nouveaux exemples d'antagonisme. Après en avoir essayé quelques-uns, ce concept vous sera plus facile à comprendre.

Pour commencer : un équipement succinct

Réjouissez-vous ! Le matériel de base est vraiment succinct :

- **Un tapis de sol assez ferme**. Il suffit qu'il soit de la même longueur que votre colonne vertébrale et de la même largeur que votre tronc. Choisissez-le assez ferme pour vous soutenir lorsque vous devrez rouler par terre. Si vous vous contentiez d'une serviette de toilette ou d'un tapis de yoga, vous risqueriez de vous faire mal aux vertèbres. Personnellement, j'utilise soit un tapis de gymnastique, soit un matelas en mousse pliable.
- **Des vêtements confortables**. Portez une tenue identique à celle que vous adopteriez pour un cours de yoga, de danse ou de stretching. Rien ne doit vous entraver, ni boutons ni ceinture serrée. Toutefois, des vêtements près du corps présentent l'avantage de montrer si votre ventre est proéminent ou non. Par ailleurs, je vous recommande de travailler pieds nus. Cela vous évitera de déraper sur vos chaussettes.

BONNE IDÉE

Une balle, accessoire bon marché, est également utile pour débuter, quoique pas indispensable. Vous trouverez plus d'informations à ce sujet au chapitre 10.

Où peut-on s'équiper ?

Pour vous donner une idée du type d'équipements à vous procurer, même si, bien entendu, vous pouvez faire vos achats ailleurs, voici quelques sites Web de fournisseurs américains proposant un catalogue approprié :

- **Balanced Body**. Outre des machines ou des accessoires conçus pour Pilates, cette société propose sur son site www.pilates.com une planche à ressorts mise au point par votre humble servante.
- **OPTP**. www.optp.com
- **Fitness Wholesale**. www.fwonline.com

Chapitre 2

À vos marques…

Dans ce chapitre :

- En quoi Pilates peut améliorer votre vie quotidienne
- En quoi Pilates peut transformer votre corps

Si vous souhaitez sauter ce chapitre et examiner tout de suite les exercices, ne vous en privez pas. Mais il présente toutefois une utilité. Supposons que vous soyez dans les starting-blocks, prêt à vous élancer. Les pages qui suivent vous expliquent tout ce qu'il faut savoir avant le signal du départ ou, autrement dit, avant de décider pour de bon d'introduire Pilates dans votre existence.

Pilates associé à d'autres activités sportives

Pilates enseigne sur le corps un savoir essentiel que chacun devrait posséder. Les sportifs en tirent un bénéfice tout particulier. Joseph Pilates était lui-même gymnaste et boxeur ; de plus, il appréciait un bon nombre d'autres sports de plein air. À l'origine, son travail s'adressait aux danseurs en rééducation, mais les bienfaits de ses connaissances ont bientôt profité aux athlètes de toutes les disciplines.

Dans mon studio de San Francisco, nous travaillons avec les fous de sports les plus divers, qui constatent avec enthousiasme l'amélioration que leur procure notre méthode, après quelques séances seulement. Nageurs, skieurs, snowboarders, cyclistes, coureurs, haltérophiles, plongeurs, gymnastes et patineurs de tout poil accourent chez nous pour retrouver vigueur et souplesse. En effet, Pilates apporte force et remise en forme.

Cette méthode tonifie les muscles et leur apprend à œuvrer conjointement pour aboutir à une efficacité de mouvement supérieure. Elle enseigne à trouver le placement corporel qui convient, à améliorer son équilibre et sa coordination, et contribue donc à éviter les blessures.

Je recommande habituellement à mes clients d'associer Pilates à une autre forme d'exercice, plus dynamique, afin de compléter leur programme d'entretien. Si vous faites déjà du fitness ou de l'aérobic et que vous aimiez cette activité, Pilates s'y ajoutera pour parfaire votre programme. Quel que soit le sport pratiqué à côté, Pilates accroît le tonus musculaire général, assouplit le corps et améliore la technique acquise dans cette discipline. En bref, c'est l'associé idéal de tout sport.

Des bienfaits, d'accord, mais lesquels ?

J'entends déjà des arguments qu'on me « ressert » depuis des années. Les gens inscrivent Pilates sur leur agenda hebdomadaire, puis ils s'aperçoivent que non, ils n'ont vraiment pas le temps… ou l'énergie. Ou bien que cela leur demande trop d'efforts ! Ne cherchez pas de prétextes, c'est inutile : cette section va vous convaincre des bienfaits que vous pouvez tirer de Pilates. Ils vous serviront de carotte !

Un recentrage salutaire

À RETENIR

La plupart d'entre nous subissent, à un moment ou à un autre de leur existence, des douleurs dorsales. Bien souvent, celles-ci résultent de mauvaises postures ou d'une faiblesse des muscles abdominaux.

Le première chose qu'un nouvel adepte de Pilates doit s'efforcer de faire, c'est de rapprocher son nombril de sa colonne vertébrale, en d'autres termes, de rentrer le ventre. Cette simple action met en œuvre les abdominaux profonds. En les renforçant, vous modifierez radicalement votre tenue et soulagerez votre dos. Tout exercice Pilates doit s'effectuer dans le respect de ce principe de centrage.

Un heure de cours donnée par un instructeur compétent a pour effet de vous « mettre le feu » aux abdos et de vous faire crier « Grâce ! ». Mais, avec vos progrès, lesdits abdos gagneront largement en puissance. Vous observerez sans doute en vous une plus grande aisance, et une endurance accrue dans vos activités quotidiennes pour soulever un poids ou faire une marche prolongée. Votre tenue deviendra meilleure, votre entourage vous trouvera plus d'allure qu'auparavant. Avec un peu de chance, votre mal de dos disparaîtra, de même que d'autres douleurs affectant notamment vos épaules, vos hanches ou vos genoux. Renforcer le centre de votre corps a des répercussions sur tout votre être et vous procure une sensation de puissance inconnue jusque-là.

Quand vous aurez une certaine pratique de Pilates, il vous sera impossible de ne pas appliquer les concepts de force centrale et de mobilisation des abdominaux au reste de votre existence. Souvent, mes élèves me disent qu'au volant de leur voiture ou assis à leur bureau, ils entendent ma voix qui leur rappelle : « Tiens-toi droit, tire tes épaules vers le bas, rentre ton ventre, étire-toi vers le haut. Et pour tout ça, prends le centre de ton corps pour point de départ ! » Rien ne pourrait me satisfaire davantage ! Cela prouve que je les ai influencés de manière superbement bénéfique pour leurs vertèbres et pour leur propre longévité et ce, de façon durable.

Une maîtrise mentale indispensable

À RETENIR

Si vous vous refusez à l'activité intellectuelle, Pilates n'est pas pour vous. En effet, cette discipline ne peut se pratiquer de façon mécanique. Au contraire : il importe de réfléchir à la manière dont on effectue les exercices et il est donc impossible de laisser divaguer son esprit.

Pilates vous apprend à être dans votre corps, c'est-à-dire à vous tenir debout ou assis dans une bonne position, à vous pencher puis à vous relever correctement, en bref, à effectuer vos mouvements en partant de votre centre corporel. Cette prise de conscience vous aidera non seulement à gagner en élégance et en efficacité dans vos activités quotidiennes, mais aussi à améliorer votre niveau dans d'autres sports.

Les personnes qui se concentrent sur leurs exercices font des progrès plus rapides. Comme la danse, Pilates demande au corps de réaliser plusieurs actions à la fois. Un mouvement n'est jamais une fin en soi ; il faut l'exécuter avec une précision et une maîtrise maximales. Son style n'a rien d'indifférent. Et chaque personne, selon ses aptitudes, peut atteindre le degré de perfection qui lui correspond. Il faut, pour y parvenir, y consacrer toute son attention. Cette réalité est source de frustration pour ceux qui ne veulent pas être aussi présents dans leur corps qu'il le faudrait.

Ne jamais courber l'échine : les enjeux psychologiques d'une posture correcte

L'un de mes premiers élèves réguliers, Solomon alias Solly, chauffeur de taxi à San Francisco, était venu me voir pour améliorer sa tenue et son bien-être, de façon générale. Solly ne tarda pas à m'informer de ses déboires sentimentaux, présents et passés, ainsi que de son combat contre la dépendance à l'alcool et à la drogue, dont il était finalement sorti victorieux. (Ce rôle de « psy » est l'un des principaux attraits de mon activité professionnelle, loin de se limiter à l'enseignement d'exercices physiques.) Solly avait choisi, en Pilates, l'un des instruments de sa guérison. C'était un client fidèle, qui travaillait dur et apprenait vite. Après chacune de nos séances, il paraissait plus grand, plus ouvert et manifestait davantage d'assurance. Chaque fois, il me remerciait, reprenait rendez-vous et revêtait ses jeans ultra-larges, son blouson et sa casquette à l'envers. Un jour, je remarquai avec inquiétude qu'il n'avait pas la forme. À peine sa casquette remise sur la tête, une transformation survint instantanément dans son apparence : il avait maintenant le dos voûté, la tête basse, le regard limité au ras du sol. Je ressentis un frisson quand il s'éloigna, semblant recroquevillé sur lui-même. C'est alors qu'une certitude me frappa : certains d'entre nous ne sont pas prêts à affronter le monde la tête haute, avec dignité.

Pourquoi ? Pour s'installer dans une posture déficiente, il faut des années. Vers la cinquantaine, notre colonne vertébrale reflète le mode de vie que nous menons depuis toujours, avec courage ou non. En d'autres termes, on a la colonne vertébrale qu'on mérite. Inconsciemment, nous modelons notre corps en fonction de notre personnalité.

À qui ressemblez-vous ? À une grande bringue poussée trop vite, qui a tendance à s'avachir ? À l'enfant vulnérable qui se dandine en pointant le ventre ? À ces femmes aux épaules tournées vers l'avant, comme si elles voulaient dissimuler une poitrine trop plantureuse à leur goût ? Ou à ces coincés qui serrent les fesses et croisent les jambes de façon hermétique ? Ils illustrent tous des façons différentes de vivre dans leur corps et de communiquer à autrui ce qu'ils ressentent envers eux-mêmes.

Mais notre bagage émotionnel n'est pas le seul facteur dont pâtisse notre maintien : avec l'âge, la pesanteur nous amène à rétrécir. La seule façon de contrer ses attaques incessantes est de nous camper bien droit pour y faire face. De petits muscles situés entre nos vertèbres contribuent à conserver l'étirement de notre épine dorsale. Avec la paresse et les mauvaises positions, ils se contractent et s'affaiblissent. Il faut les tonifier de la même façon que les muscles des cuisses ou des bras, en les sollicitant de manière répétée pour qu'ils réagissent à un poids, non pas celui d'un haltère ou d'un des ressorts utilisés dans Pilates, mais celui que représente la force de gravité.

Au contact de mes clients, j'ai vérifié que les instructions les plus simples et les

Ne jamais courber l'échine : les enjeux psychologiques d'une posture correcte *(suite)*

plus visuelles étaient en général les plus efficaces comme, par exemple : « Imaginez qu'un fil fixé au sommet votre tête, vers l'arrière de votre crâne, vous tire doucement vers le ciel... » En d'autres termes, je leur conseille par cette image de se tenir droits et de rentrer le ventre.

Alors que j'assistais à un symposium de gériatrie, j'ai entendu un excellent orateur émettre l'hypothèse que le dos typiquement voûté des personnes âgées et leurs attitudes arthritiques ne résultaient pas nécessairement de leur longévité, mais qu'il s'agissait peut-être de la conséquence de nos idées préconçues sur la vieillesse. Pour l'intervenant, l'apparition de rides ainsi que l'affaissement du corps relevaient d'un processus qu'il désignait sous le nom d'habituation. Il entendait par là le fait de renouveler chaque jour les mêmes vieilles actions avec le même vieux corps.

Le simple fait de nous maintenir debout exige un considérable effort de la part de certains muscles, dits « posturaux » :

- Les muscles dorsaux profonds, qui soutiennent la colonne vertébrale.
- Les trapèzes supérieurs, qui soutiennent les épaules.
- Les muscles masséters, qui empêchent la mâchoire inférieure de tomber.
- Les bandelettes iliotibiales, situés sur le côté de la jambe.
- Les psoas, les quadriceps et les muscles ischiojambiers, qui permettent aux jambes de garder la verticale.

Ces muscles, caractérisés par leur endurance, peuvent lutter contre la gravité pendant des heures pour nous tenir debout. Vous vous êtes peut-être déjà demandé pourquoi votre mâchoire vous faisait souffrir, pourquoi votre nuque était coincée ? Ce genre de douleurs sont des manifestations naturelles du travail fourni par les muscles posturaux, soumis à un stress en raison de leur mission : œuvrer en permanence pour conserver notre ossature à la verticale.

Lorsque nous nous tenons correctement, nos muscles posturaux fonctionnent à merveille ; grâce à eux, nous pouvons rester assis ou debout sans souffrir. Les difficultés surviennent pour cause de mode de vie sédentaire. Vladimir Janda, grand spécialiste tchèque de la rééducation, nous surnommait *homo sedentaris*. Pour lui, rester assis des journées entières dans une position inadéquate engendrait un déséquilibre corporel. De ce fait, les muscles posturaux cessent de travailler, obligeant les autres, qui ne sont pas équipés pour cela, à nous soutenir. Résultat : au bout de quelques heures, ces derniers nous font mal. On ne saurait demander à un sprinter de courir le marathon, n'est-ce pas ? Pourtant, c'est ce qui se produit quand nous restons toute la journée

Ne jamais courber l'échine : les enjeux psychologiques d'une posture correcte *(suite)*

avachis devant un bureau. Pas étonnant que nous ayons mal au dos !

Pilates nous apprend à adopter une posture adéquate, quand nous sommes assis, quand nous nous penchons, quand nous nous relevons et ce, dans toutes les activités quotidiennes comme dans les sports de plus haut niveau, en évitant les traumatismes. Il nous enseigne à utiliser nos muscles posturaux à bon escient.

Êtes-vous disposé à bien vous tenir ? Du point de vue affectif, êtes-vous prêt à recevoir ce que le monde a à vous offrir, tête haute et bien campé sur vos jambes ? Ou allez-vous suivre l'exemple de Solly, en cédant à de bonnes vieilles habitudes, familières et donc rassurantes ? Essayez cet exercice, tout en lisant ces lignes : asseyez-vous bien droit, la tête dans l'axe des hanches, les épaules ouvertes et abaissées (et non collées aux oreilles), en projetant votre regard devant vous pour que votre cou soit dans l'alignement du reste. Enfin, imaginez qu'une musique céleste résonne autour de vous.

Une colonne vertébrale soutenue

La colonne vertébrale, axe vital, remplit deux fonctions. D'une part, elle nous permet de nous tenir droits et de résister aux éléments ; il faut donc qu'elle soit rigide. D'autre part, elle doit nous laisser nous pencher en avant, faire des rotations latérales, orienter notre torse dans de nombreuses directions ; il faut donc qu'elle soit flexible. La plupart du temps, elle accomplit parfaitement ces deux missions. Mais, en raison des nombreux mouvements qu'elle effectue, elle court de considérables risques de lésions. Avec l'âge, ceux-ci augmentent et les structures corporelles destinées à amortir les chocs se détériorent. De plus, quand on vieillit, l'épine dorsale devient plus raide. Il est alors plus difficile de lui faire exécuter les mouvements qu'on désire. Pilates est une méthode tout indiquée pour traiter les problèmes de stabilité et de raideur de la colonne vertébrale.

De façon générale, chaque exercice Pilates vise un objectif à la fois. Pour l'un, il s'agira d'accroître la souplesse vertébrale et, pour l'autre, de renforcer et de stabiliser le centre corporel. Un programme équilibré répondra à ces deux besoins, procurant ainsi une plus grande résistance du rachis (ou épine dorsale). Pour illustrer la force et la mobilité de ce dernier, Joseph Pilates évoquait volontiers l'exemple du chat. Il déclarait que, si on pratiquait sa méthode vingt minutes par jour, on obtenait une souplesse vertébrale et une liberté de mouvement comparables à celles du félin. Miaou !

Une vie sexuelle plus tonique

Pilates améliore la vie sexuelle. En prenant conscience de votre corps et en découvrant comment dissocier les muscles de votre plancher pelvien (ou périnée), vous ne pouvez qu'accroître votre plaisir et gagner en maîtrise de vos mouvements au cours de vos rapports. (Les muscles du plancher pelvien comprennent notamment les sphincters de l'urètre, de l'anus et du vagin, qui régissent l'ouverture et la fermeture de ces organes.) Et bien entendu, le surcroît de souplesse des hanches et des jambes que vous avez à y gagner, de même que la vigueur de votre bassin et de vos fessiers, vous donnent accès à un plus vaste choix de positions. Sans compter une endurance prometteuse ! En outre, en prévenant les froissements musculaires et autres incidents, notre méthode vous permet des exploits sexuels plus athlétiques...

Une allure embellie

Peut-être avez-vous entendu parler de vedettes d'Hollywood adeptes de Pilates : Madonna, Patrick Swayze, Robin Williams, Sharon Stone et de nombreuses autres. Bette Midler, dans le cadre d'une émission de télé aux destinées éphémères, disposait même d'une Cadillac (voir le chapitre 12 pour plus de renseignements sur cet appareil). Si ces stars se sont lancées dans cette discipline, c'est bien parce que leur narcissisme avait quelque chose à y gagner ! Voici en quoi la méthode peut contribuer à votre propre beauté.

Perte de poids

Souvent, on vient à la méthode Pilates dans l'intention de perdre du poids et d'acquérir une silhouette de danseuse. Est-ce réaliste ? Oui et non.

Le sport permet, certes, d'éliminer de la graisse. Mais Pilates ne s'y apparente qu'au niveau le plus avancé, celui où l'élève arrive à passer directement d'un exercice à l'autre. Quelqu'un qui n'effectue pas la moindre activité physique perdra peut-être du poids en commençant Pilates, car la méthode demande un effort et qu'elle stimule le métabolisme. Mais, s'il s'agit là de votre objectif prioritaire, je vous conseille d'associer Pilates à de la danse, de la marche, de la natation, de la bicyclette ou à l'emploi d'un appareil de fitness.

Pilates consiste à développer la résistance de votre corps entier, en le renforçant et en le tonifiant. Vous constaterez des changements certains, en particulier dans la région du ventre, des fesses et des cuisses. Et, ce qui compte davantage, en améliorant votre aisance et en embellissant votre maintient, notre méthode vous donne une apparence plus élégante et plus élancée.

Une silhouette plus élancée

Comment la méthode Pilates réussit-elle à étirer et à affiner votre silhouette, à la rendre plus séduisante ? Son secret : la façon dont les exercices vous amènent à vous mouvoir, en vous apportant à la fois de la grâce et de la vigueur. Loin de vous donner le volume des adeptes de la « gonflette », Pilates améliore votre forme musculaire. Pour plus de détails, lisez l'encadré « Pourquoi Pilates donne une silhouette mince et élancée ».

Plus loin, plus long

« Étire-toi jusqu'au bout des doigts ! », « Tends ta jambe au maximum ! » Voilà le genre d'injonctions qu'un bon professeur de Pilates assène à n'en plus finir. Nos élèves doivent accentuer en permanence l'extension de leurs membres et viser toujours à un étirement corporel général. Ce style de travail a pour effet d'allonger les muscles et d'ouvrir les articulations, à l'instar de celui des danseurs. Avec la pratique, les muscles et articulations apprennent à rester respectivement étirés et ouvertes, même une fois qu'on a quitté le studio d'entraînement. Le corps devient plus souple et, véritablement, plus long.

Le trio Pilates : abdos, fessiers et intérieur des cuisses

Pilates se différencie de la plupart des autres techniques en ce qu'on utilise à tout moment chaque partie du corps. Même si vous ne travaillez qu'un biceps, le reste de votre corps ne risque pas de prendre une apparence gélatineuse, car vous devez rentrer le ventre, et serrer fessiers et cuisses pendant ce temps. Les exercices, quelle que soit la partie du corps sollicitée, font presque toujours appel aux abdos, fessiers et intérieur des cuisses. Avec le temps, ce travail d'équipe remodèle le centre de votre silhouette.

Pilates et le haut du corps

Joseph Pilates était gymnaste, ce qui se reflète dans un bon nombre d'exercices de niveau intermédiaire et avancé. Comme l'entraînement des gymnastes, ces séries requièrent beaucoup de force et de stabilité du haut du corps. Ce rôle de renforcement de ces régions corporelles distingue Pilates de bien d'autres formes de fitness ou de culture physique. La plupart d'entre nous, surtout parmi la gent féminine, ont peu de force dans la partie supérieure du corps. Les femmes qui débutent dans cette discipline sont agréablement surprises par le tonus et la fermeté qu'elles acquièrent au niveau des bras et du dos, au fur et à mesure de leurs progrès. La figure 2-1 illustre un exemple de musculature du dos renforcée grâce à Pilates.

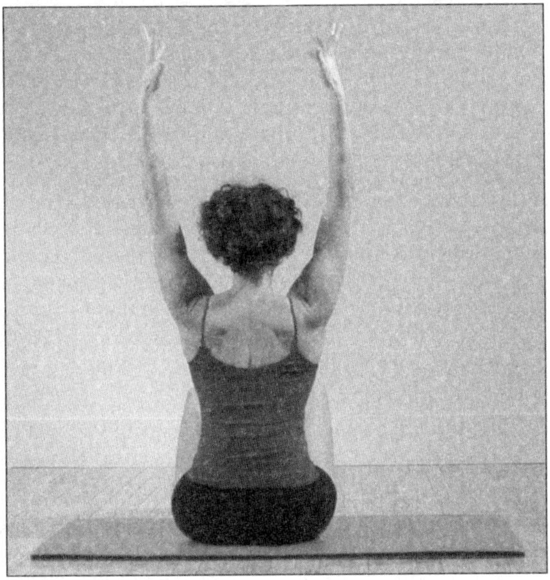

Figure 2-1 : Pilates renforce et tonifie la partie supérieure du corps.

Le voir pour le croire : les images mentales de Pilates

De nombreux adeptes trouvent le jogging relaxant car cette activité leur laisse l'esprit libre de divaguer ou de se concentrer sur autre chose, tandis que le corps fonctionne en pilote automatique. Avec Pilates, il en va tout autrement. Bien qu'elle ait elle aussi des effets relaxants, cette méthode exige de la concentration. Elle demande de réfléchir à ce qu'on est en train de faire.

Dans Pilates, les images mentales jouent un rôle important car elles aident au placement correct du corps. Lorsque vous effectuez un exercice, gardez les représentations suivantes à l'esprit :

- Enfoncez votre nombril en direction de votre colonne vertébrale. Cette image, la plus importante dans Pilates, inciter à faire travailler les muscles abdominaux profonds.
- Un fil accroché à l'arrière du sommet de votre tête vous tire vers le ciel. Cette image vous aidera à allonger votre colonne vertébrale, que vous soyez assis ou debout. Lorsqu'on est assis, il est essentiel d'avoir la tête dans l'axe des hanches. Cela permet de renforcer les muscles profonds du dos, qui s'affaiblissent et subissent des tensions excessives chez les personnes qui se tiennent voûtées ou restent toute la journée devant un ordinateur. Cette faiblesse est l'une des principales causes de douleurs dorsales.
- Tirez vos épaules vers le bas et en arrière. En visualisant cette image, on combat la tendance fréquente à laisser remonter les épaules lorsqu'on effectue un exercice, surtout s'il est difficile. Cette tension des trapèzes ne se justifie en rien et il importe de la corriger. En veillant à garder vos épaules en bas et en arrière, vous ferez appel à vos muscles dorsaux, qui stabilisent celles-ci et s'opposent à une sollicitation excessive des trapèzes.
- Éloignez vos oreilles autant que possible de vos épaules. Cette image vise également à soulager les trapèzes.
- Abaissez votre cage thoracique. Lorsqu'un mouvement fait appel à la partie supérieure du corps, on a tendance à projeter la cage thoracique en avant. Si on se souvient de l'abaisser, de la solidariser avec l'abdomen, on parvient mieux à garder le haut du corps stable et on met en œuvre ses muscles abdominaux supérieurs.

Pourquoi Pilates donne une silhouette mince et élancée

Voici quelques particularités de Pilates propres à vous donner la silhouette mince et élancée qui attire autant de personnes vers cette discipline.

Creusement abdominal

On n'obtient pas des abdos en forme de plaque de chocolat en pratiquant Pilates. Cette musculature protubérante démontre un travail superficiel. Dans Pilates, la première chose à laquelle on doit penser sur le tapis de sol, c'est de coller son nombril contre ses vertèbres. En d'autres termes, cela revient à contracter sa paroi abdominale ce qui, à la longue, procure un ventre plat et ferme. En outre, cela contribue à soutenir le dos.

Résistance des ressorts

Tous les équipements employés dans Pilates comportent un système de ressorts, dont l'utilisateur doit contrecarrer la résistance. L'effet obtenu est différent de celui procuré par des haltères. En effet, la résistance d'un ressort augmente de façon linéaire lorsqu'on étire celui-ci ; le muscle doit donc surmonter une difficulté croissante et continue. Cette technique produit de magnifiques muscles. Ils s'allongent, s'assouplissent et, par-dessus le marché, gagnent en coordination !

Combinaison de mouvements

Nos exercices nécessitent l'intervention de nombreux groupes de muscles à la fois, pour réaliser plusieurs tâches conjointes. Vous effectuerez rarement des mouvements consistant, sans plus, à alterner extension et flexion du bras. En revanche, vous aurez, par exemple, à étirer votre colonne vertébrale en même temps que vous décrivez un cercle du bras, le tout suivi par un redressement assis. Ces combinaisons de mouvements ont pour effet de développer de manière simultanée des muscles petits et grands. Les premiers se renforcent, tandis que les seconds peuvent faire une pause et ne risquent pas de gonfler à l'excès. Aucun d'entre eux ne monopolise l'attention.

Variété

On ne répète jamais plus de dix fois un exercice Pilates et, au cours d'une séance, on n'exécute jamais un exercice plus d'une fois. Les exercices s'enchaînent les uns aux autres, selon un ordre bien pensé. On travaille les abdominaux, puis le dos, puis le buste et ainsi de suite. Et aucun exercice ne s'applique à un muscle unique. Même s'il s'appelle Appui sur triceps et qu'il semble se limiter à un mouvement du bras, il part du centre du corps et fait appel à d'autres muscles. Pour donner du volume à un muscle, il faut fatiguer celui-ci en particulier, de façon répétée et avec des intervalles de repos (c'est le principe de la musculation et du body building). Cette approche est complètement à l'opposé de l'esprit Pilates, qui évoque bien davantage une danse fluctuante à laquelle tout le corps est appelé à participer.

Chapitre 3

Sur le tapis, mon alphabet Pilates

Dans ce chapitre :

- Les principes des exercices au tapis
- Les lettres de mon alphabet Pilates

Le tapis de sol symbolise l'essence de Pilates. Un programme au sol quotidien est la garantie d'un centre corporel solide. C'est la condition de vos progrès dans cette discipline, que vous souhaitiez vous limiter au tapis ou décidiez d'essayer l'un des nombreux autres accessoires utilisables dans cette méthode.

Le travail au sol renforce les muscles profonds de l'abdomen, des fessiers et du dos. Il vous apprend à stabiliser votre torse, augmente votre souplesse générale et améliore votre maintien. À un niveau avancé, c'est l'instrument d'un entretien complet, via des exercices plus difficiles.

À RETENIR

S'il est préférable de disposer d'un bon tapis de sol, on peut toutefois effectuer les exercices sur n'importe quel support, à la fois confortable et assez ferme pour soutenir la colonne vertébrale. Vous n'avez donc aucune excuse pour ne pas faire un peu de travail au sol chaque jour.

L'essentiel de ces exercices vise en priorité à consolider le centre corporel (c'est-à-dire l'abdomen, le dos et le postérieur), en l'habituant à se comprimer. Cela se traduira par une fermeté abdominale que vous n'aviez jamais constatée jusque-là. De même, toute la région centrale de votre corps va se tonifier, à votre grand plaisir. Pilates insistant particulièrement sur les abdominaux profonds, les parties latérales de votre torse vont elles aussi acquérir une ligne mieux définie. Enfin, les muscles superficiels qui vous donnent un ventre rond vont s'aplanir.

À RETENIR

Les femmes possèdent naturellement de la graisse au niveau abdominal, plus ou moins disposée à disparaître ! Perdre de la graisse s'obtient dans une logique de perte de poids et non de gain musculaire, mais Pilates peut contribuer dans une large mesure à l'efficacité de votre programme, si vous l'associez à une autre forme d'exercice.

Un travail adapté à votre cas

Pour certaines personnes, il n'est pas possible de faire les exercices au sol de Pilates. Par exemple, j'ai une cliente de soixante-trois ans pour qui les Enroulement dorsaux (que vous découvrirez au chapitre 4) sont très difficiles à réaliser ; quant à la Centaine, elle est carrément hors de sa portée, alors qu'il s'agit de l'un des exercices au sol les plus élémentaires. Dans un cas comme dans l'autre, il s'agit de soulever la tête et d'effectuer un mouvement d'enroulement sur soi, pour aboutir à ce que j'appelle la Posture abdominale. Ces deux exercices, qui appartiennent au niveau débutant, sont impossibles à exécuter pour ma cliente. Un œil extérieur pourrait mettre cela sur le compte d'une faiblesse abdominale. Mais, à y regarder de plus près, il devient évident que c'est en raison d'une extrême raideur de la nuque et du haut du dos qu'elle ne peut effectuer un enroulement ni tenir la Posture abdominale.

Divers facteurs limitent ainsi l'aptitude de certains sujets à reproduire les exercices au sol de Pilates : manque de force abdominale, raideur d'une partie du rachis (colonne vertébrale) ou des hanches. Vous vous sentez personnellement concerné par ce genre de problèmes ? Ne renoncez pas à Pilates pour autant. En fait, ces difficultés sont fréquentes. L'un des moyens d'y remédier consiste à fréquenter un centre équipé des machines Pilates, notamment conçues pour aider les débutants. Mais je parie qu'il n'existe pas encore, près de chez vous, de tel centres, dotés de ces magnifiques appareils (que je décris dans le chapitre 12).

Par conséquent, si vous entreprenez d'essayer Pilates chez vous et par vos propres moyens, et que certains exercices vous laissent vraiment pantois, contentez-vous de passer au suivant au lieu de vous énerver dessus. Sachez que tôt ou tard, ce qui est hors de votre portée vous deviendra possible. Que vous manquiez de souplesse des muscles ou des articulations, de force (problème très courant), de concentration ou de coordination, ne vous en faites pas. Ce livre a pour objectif de pallier ces problèmes. Il suffit, pour cela, de croire en l'efficacité de la méthode.

À ceux qui souffrent d'une affection touchant la colonne vertébrale, en particulier les disques intervertébraux, je recommande de consulter un praticien expérimenté en matière de rééducation avant de commencer Pilates chez eux, car un grand nombre d'exercices au sol leur sont déconseillés. En effet, ceux-ci s'adressent à des personnes en bonne santé, et il convient donc qu'un professionnel les adapte au cas de tout patient atteint d'une pathologie dorsale.

Mon alphabet Pilates

La méthode Pilates se compose de plus de deux cents exercices. Confronté à ce vaste répertoire, le débutant peut se sentir déconcerté. De plus, certains exercices, assez complexes, s'avèrent difficiles à retenir. Cependant, chacun d'entre eux est l'addition de mouvements élémentaires, qu'on retrouve sans cesse en pratiquant la méthode. Lorsque j'ai commencé à former des professeurs, je me suis dit qu'il serait plus facile de les mémoriser si on les décomposait en éléments bien reconnaissables. C'est pourquoi j'ai défini les notions suivantes. À l'instar des lettres d'un alphabet, qui se combinent pour constituer des mots, elles représentent les mouvements de base et concepts corporels servant à construire tout exercice Pilates. En voici la liste :

- Neutralité vertébrale
- Creusement abdominal
- Pont
- Incurvation (lombaire, thoracique ou cervicale)
- Demi-Chandelle
- Chandelle
- Point d'équilibre
- Superposition des vertèbres
- Posture abdominale
- Première position

Cet alphabet a pour objet de faciliter le processus d'apprentissage, en démythifiant les exercices, même particulièrement complexes. Fruits de mes cogitations personnelles, il n'a rien d'un code universel. Outre vous-même, désormais « initié », seuls les enseignants qui m'entourent et moi-même le connaissons, c'est pourquoi il ne faut pas vous attendre à ce que tout instructeur Pilates utilise ce jargon. Mais peu importe : dans un autre langage, nos confrères s'exprimeront sur des mouvements de base identiques.

Pour mieux vous présenter les concepts primordiaux contenus dans mon alphabet, je vous propose de dérouler votre tapis de sol (ou, à défaut, d'étaler votre descente de lit au milieu de la pièce).

Neutralité vertébrale

La Neutralité vertébrale est l'un des principes les plus puissants et à la fois les plus subtils de Pilates. Comme beaucoup d'autres concepts de base de cette méthode, il relève du « moins égale plus ».

Voici comment ressentir physiquement cette notion de neutralité vertébrale : couchez-vous sur le dos, genoux fléchis et pieds à plat sur le sol. Deux parties de votre colonne vertébrale ne sont pas en contact avec le tapis : votre nuque et le bas de votre dos (autrement dit, vos vertèbres cervicales et lombaires). Ces

En savoir plus sur la Neutralité vertébrale

Couché sur le dos en situation de Neutralité vertébrale, vous devez pouvoir faire tenir une tasse sur votre abdomen. Si vous cambrez à l'excès, elle se renversera vers le bas de votre corps, pour cause d'antéversion (bascule antérieure) du bassin. À l'inverse, si vous aplatissez outre mesure votre zone lombaire contre le tapis, la tasse se renversera vers le haut de votre torse, en raison d'une rétroversion (bascule postérieure) du bassin. En position de Neutralité vertébrale (également appelée neutralité du bassin), la tasse reste en place !

En termes plus techniques, cette neutralité existe lorsque l'os pubis se trouve sur le même plan que les os iliaques. Ceux-ci forment un triangle que vous sentirez du doigt si vous êtes en position couchée, et qui forment un support plat pour votre tasse, à condition de vous trouver en situation de neutralité. Lorsque vous êtes debout, le plan créé par votre bassin devient, en toute logique, perpendiculaire au sol. Votre os pubis ne doit basculer ni vers l'avant ni vers l'arrière. Pourtant, l'une ou l'autre de ces tendances se manifeste chez de nombreux individus. À la longue, elles sont à l'origine de tensions. En revanche, quand vous conservez une position correcte – la Neutralité vertébrale –, les muscles doivent déployer de moindres efforts pour vous permettre de tenir debout et de vous déplacer.

courbes naturelles ont pour fonction d'absorber les chocs quand vous marchez, courez ou sautez. En position assise, il importe de les conserver car elles évitent les tensions de la nuque et de la région lombaire. En résumé, la Neutralité vertébrale est la position universellement correcte.

On fait souvent appel à la Neutralité vertébrale lorsqu'on effectue des exercices de stabilité, qui visent à maintenir les courbes naturelles de l'épine dorsale et à les renforcer. Il est fréquent d'apprendre aux gens à atténuer leur cambrure quand ils font de la gymnastique ou simplement quand ils se tiennent debout. Pourtant, il est reconnu aujourd'hui que cette posture n'est pas correcte ; désormais, on préconise de conserver la courbe naturelle des lombaires. Les figures 3-1a et 3-1b montrent un dos dont la cambrure est trop, puis pas assez marquée. La figure 3-1c illustre la Neutralité vertébrale. Observons que celle-ci entre en jeu non seulement lorsqu'on est couché sur le dos mais aussi dans d'autres positions, à quatre pattes, par exemple.

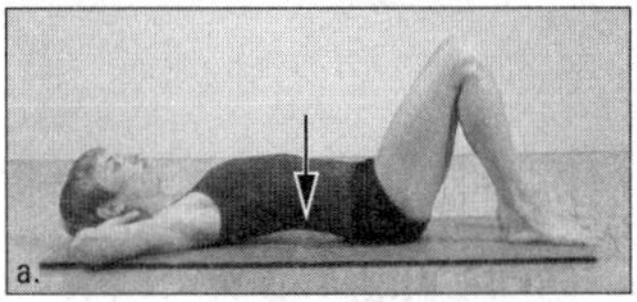

Cambrure excessive (bassin en antéversion)...

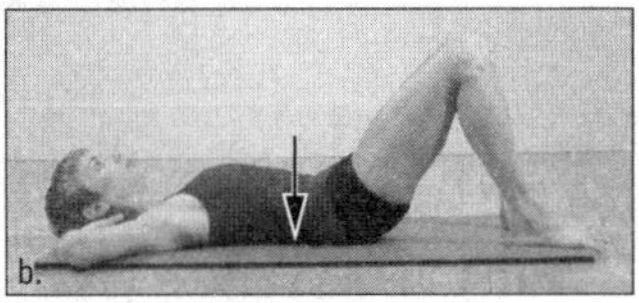

cambrure insuffisante (bassin en rétroversion)...

Figure 3-1 : À la recherche de la Neutralité vertébrale.

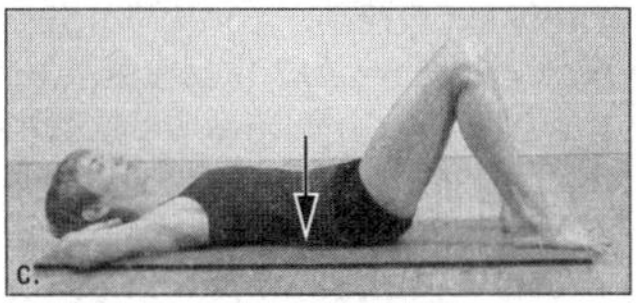

et position correcte (neutralité du bassin).

Creusement abdominal

Le Creusement abdominal peut se pratiquer dans toute position, en tout lieu et à tout moment. Outre qu'il est facile et plutôt amusant à effectuer à temps perdu, il masque les bourrelets ! Il consiste à enfoncer le nombril en direction de la colonne vertébrale. Pour le visualiser, vous pouvez aussi imaginer que vous remontez la fermeture à glissière d'un pantalon ajusté.

En termes plus anatomiques, cela revient à mobiliser le muscle transverse de l'abdomen, qui a pour fonction de maintenir les viscères. Lorsqu'on le contracte, le diamètre de la paroi abdominale se réduit. Tenu dans cette position, il joue un rôle comparable au cordon d'un pantalon de jogging. L'intérêt de creuser le ventre de cette manière est que les muscles profonds abdominaux contribuent à la stabilisation du dos. Or, ils présentent une faiblesse chez de nombreux individus. Par ailleurs, un muscle superficiel, le grand droit de l'abdomen, qui a un tempérament de bourreau de travail, a tendance à assumer le travail des couches musculaires profondes, si on n'y prend pas garde. Voilà autant de bonnes raisons de rentrer le ventre ! La figure 3-2 illustre le Creusement abdominal.

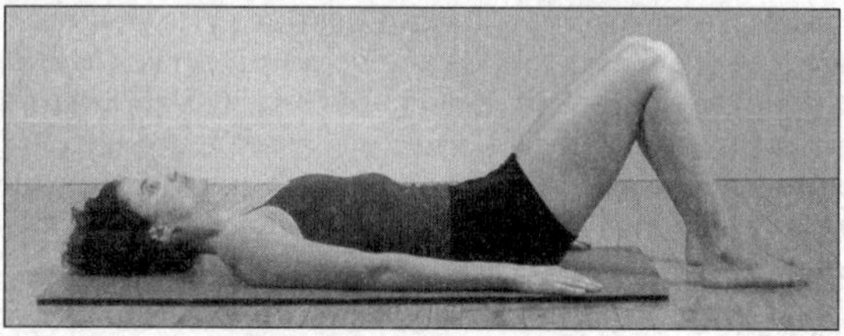

Figure 3-2 : Creusement abdominal.

Pont

Le Pont, illustré dans la figure 3-3, cumule les fonctions de posture et d'exercice (pour ce dernier, voir le chapitre 5). Couchez-vous sur le dos, genoux fléchis et pieds à plat. Poussez les hanches vers le haut et tenez cette position. Inspirez profondément puis, en expirant, serrez les fessiers, abaissez le thorax et enfoncez votre nombril en direction de votre colonne vertébrale. Le but du jeu est de rendre votre torse aussi plat que possible. Des épaules aux genoux, votre corps doit s'aligner sur un même plan, sans décrire d'arc ni dans un sens ni dans l'autre. Pour rester dans cette posture, continuez à contracter les fessiers et « nouez » votre cage thoracique à votre abdomen. Vous allez ressentir une brûlure de bon aloi dans les muscles ischiojambiers (situés derrière les jambes) et les fessiers.

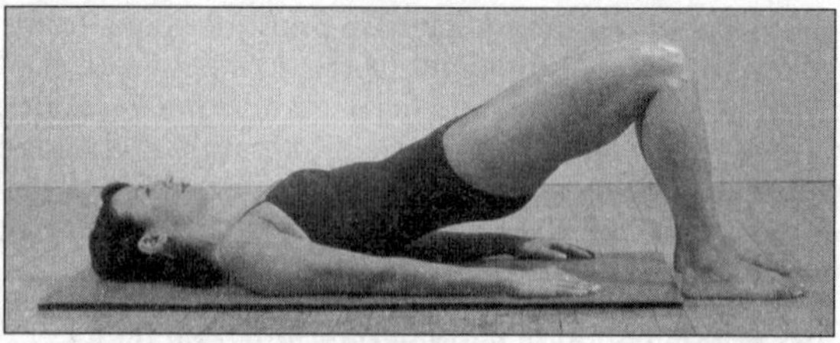

Figure 3-3 : Le Pont.

Incurvation

Martha Graham, papesse de la chorégraphie moderne, a révolutionné la danse en lui apportant le concept de contraction et d'arrondi du dos. Avant elle, les danseurs classiques conservaient toujours un maintien vertical, ce qui leur donnait leur allure aérienne, comme libérée de la force de gravité. Joe Pilates transmit son enseignement à Martha Graham dans son studio new-yorkais. Outre quelques coupes de champagne (tradition au sein de l'école Pilates classique), il est probable qu'ils échangèrent de grandes idées sur les contractions. En effet, l'incurvation du dos est devenue l'un des éléments clés du répertoire Pilates. Ce mouvement de la colonne vertébrale a pour effet de renforcer les abdominaux profonds tout en étirant les muscles dorsaux.

Une incurvation commence toujours par les abdominaux. Pour l'essayer, asseyez-vous bien droit, les jambes légèrement fléchies devant vous. Imaginez qu'on vous donne un coup de poing dans l'estomac : vous arrondissez le dos en rentrant les abdominaux profonds. Vos épaules, votre nuque et votre tête, suivant naturellement le mouvement, se penchent vers l'avant. Ce travail, qui débute au niveau lombaire, se poursuit donc par les vertèbres dorsales, puis par les cervicales. De profil, votre rachis représente maintenant un C majuscule. Ce mouvement exerce un étirement très bénéfique de votre colonne et de tous les muscles qui l'entourent.

Voici quelques informations plus détaillées sur les trois courbures naturelles de notre épine dorsale et sur leur participation respective à l'incurvation.

Incurvation lombaire

L'incurvation lombaire débute systématiquement par les abdominaux inférieurs. Il s'agit du mouvement de la colonne le plus difficile à commencer, car les vertèbres lombaires, destinées à stabiliser notre corps et à en supporter le poids, sont plus massives que les autres. Lorsque nous sommes debout ou couchés, la courbure naturelle de nos reins se trouve en légère extension (voir la Neutralité vertébrale). C'est pourquoi, en s'exerçant à l'Incurvation lombaire, il faut veiller à rentrer les muscles de l'abdomen inférieur et essayer d'inverser la courbe normalement dessinée par le creux des reins. Pour y parvenir, il est nécessaire de solliciter fortement et en profondeur les abdominaux inférieurs. L'Incurvation lombaire est visible sur la figure 3-4.

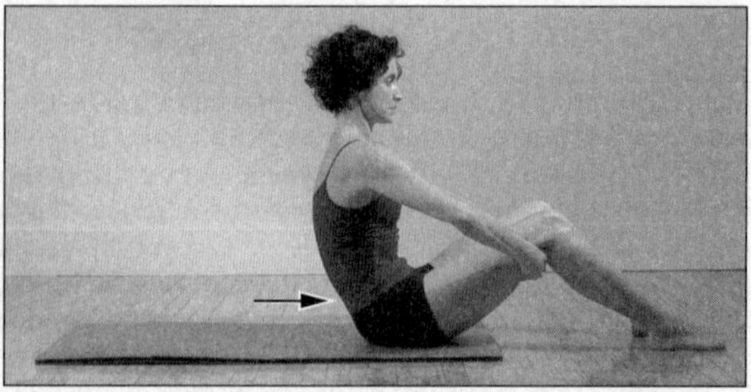

Figure 3-4 : Incurvation lombaire.

Incurvation thoracique

À l'état naturel, les vertèbres dorsales (celles du thorax) suivent une courbe projetant légèrement les épaules vers l'avant (du moins chez la plupart des gens – les danseurs ou gymnastes finissent, à force d'entraînement, par aplanir cette courbe, voire par bomber le torse). Pour effectuer une incurvation thoracique, pensez à rentrer les côtes et arrondissez les épaules comme dans la figure 3-5. Le haut de votre dos s'en trouvera agréablement étiré.

L'Incurvation thoracique est un prolongement naturel de l'Incurvation lombaire. Toutefois, il est facile de réaliser ce mouvement sans commencer par le bas du dos, dont la courbure normale suit la même direction. Arrondir le dos en débutant par les lombaires est moins aisé, car cela nécessite un effort des abdominaux inférieurs. La méthode Pilates visant en général à effectuer un maximum de travail à partir du ventre, on entame le mouvement par les lombaires, puis on enchaîne par les dorsales. Attention : une erreur fréquente consiste à ne solliciter que le dos et donc à se voûter, comme Quasimodo, au lieu d'utiliser l'abdomen !

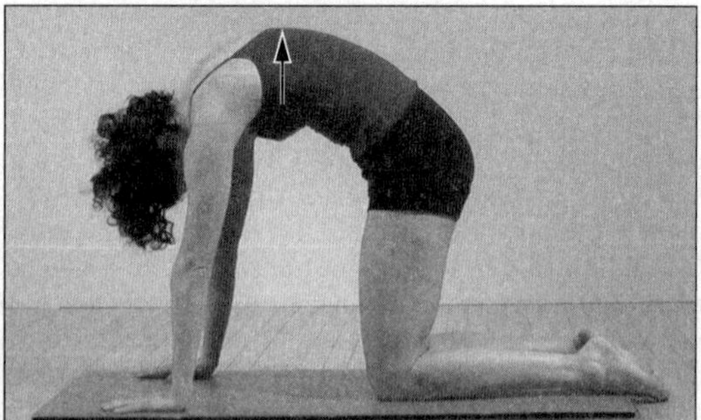

Figure 3-5 : Incurvation thoracique.

Incurvation cervicale

« J'ai mal au cou ! » Voilà l'une des plaintes que j'entends le plus souvent de la part d'élèves venant de terminer leur premier cours. C'est pourquoi je m'applique à leur enseigner à soulever correctement la tête pour passer de la position couchée à la position assise (redressement assis). Lorsqu'on sait comment garder la nuque dans un alignement approprié, on peut effectuer des abdominaux en évitant des tensions superflues au niveau du cou.

Couché sur le dos, placez vos mains, doigts entrecroisés sous votre nuque, pour la soutenir. Soulevez la tête du matelas en allongeant le cou. Pour ne pas entraîner le mouvement par votre menton, imaginez que vous serrez une mandarine sous celui-ci. Quand votre tête est nettement décollée du tapis, vous êtes en position d'incurvation cervicale, montrée sur la figure 3-6 : le C majuscule débute au sommet de votre crâne et s'achève à la base de votre sternum (c'est-à-dire de votre cage thoracique). Pensez que ce sont vos abdominaux qui soulèvent votre tête, et non les muscles de votre nuque. Si vous avez le cou très raide ou que vous manquiez de force abdominale, il se peut que vous ne réussissiez pas tout à fait à décrire un C. Mais, avec de l'entraînement, vous y arriverez !

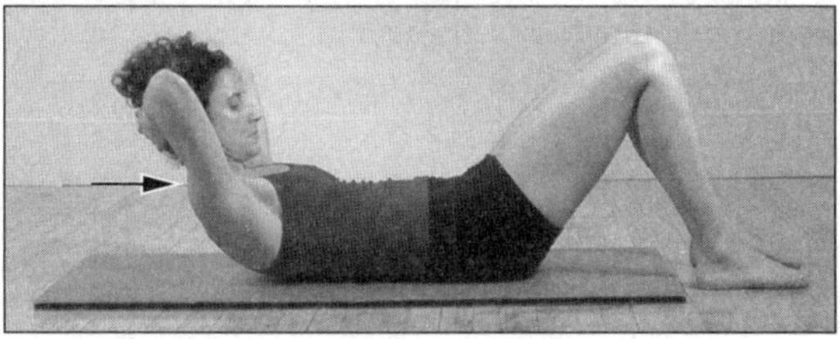

Figure 3-6 : Incurvation thoracique.

Demi-Chandelle

La Demi-Chandelle représente à la fois un élément de l'alphabet Pilates et un exercice fondamental. Couché sur le dos, bras étendus le long du corps, relevez les jambes, fléchissez légèrement les genoux et croisez les pieds. En vous aidant du Creusement abdominal, roulez en arrière et soulevez les hanches. Cette position s'avère difficile pour les personnes présentant une faiblesse abdominale, une raideur dorsale ou une corpulence importante du bas du corps. Pour plus de détails sur la Demi-Chandelle, illustrée dans la figure 3-7, consultez le chapitre 4.

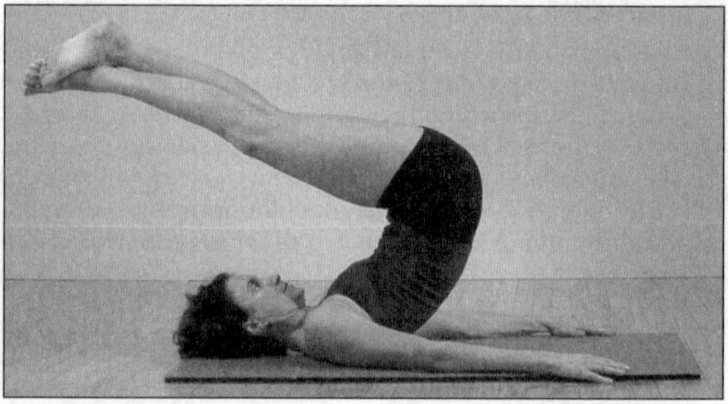

Figure 3-7 : La Demi-Chandelle.

Chandelle

Une petite contraction du postérieur en position de Demi-Chandelle, et on obtient une Chandelle ! Couché sur le dos, hanches soulevées au moyen du Creusement abdominal, placez-vous en Demi-Chandelle. Serrez les fessiers et vous sentirez vos hanches s'élever, comme si une main secourable les tirait vers le haut. La Chandelle est un concept clé dans Pilates, mais ne vous laissez pas impressionner par la figure 3-8 : vous n'aurez à la reproduire qu'une fois parvenu à un niveau avancé.

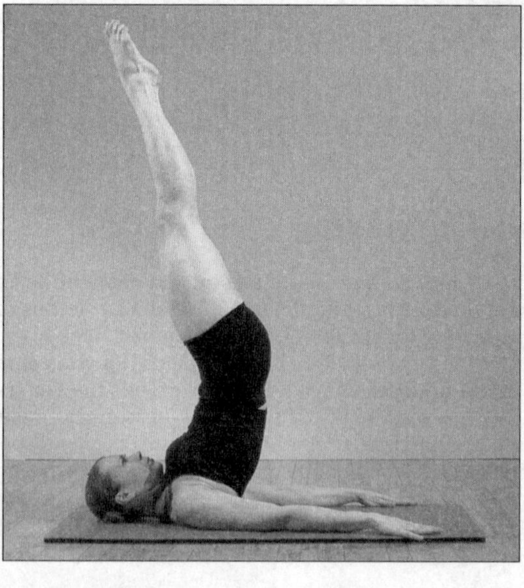

Figure 3-8 : La Chandelle.

Point d'équilibre

Le Point d'équilibre est, lui aussi, une posture en même temps qu'un exercice fondamental. Pour vous y entraîner, asseyez-vous, genoux fléchis et bras passés derrière les cuisses, pour les soutenir. Maintenant, roulez légèrement en arrière, sur le coccyx, rentrez le ventre (autrement dit, exécutez un creusement abdominal) puis décollez les pieds du tapis. Pour ne pas tomber en arrière, vous devez faire appel à vos abdominaux profonds. Cette position vous amène à vous placer dans celle de l'Incurvation lombaire et vous apprend à solliciter votre centre corporel pour garder l'équilibre. La figure 3-9 vous montre à quoi ressemble le Point d'équilibre, et le chapitre 4 vous indiquera comment effectuer l'exercice du même nom.

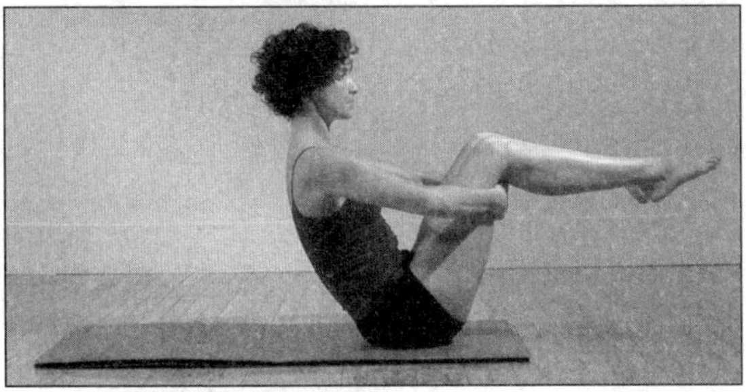

Figure 3-9 : Point d'équilibre.

Superposition des vertèbres

La Superposition des vertèbres apporte une touche finale à plusieurs exercices Pilates. Elle apprend à articuler la colonne vertébrale d'une extrémité à l'autre. Elle aide aussi à se redresser d'un mouvement fluide quand se tient voûté ou tassé, en position debout ou assise. Enfin, elle étire admirablement le dos.

Pour pratiquer la Superposition des vertèbres (visible dans la figure 3-10), asseyez-vous, genoux fléchis et pieds au sol. Si cette posture vous est incommode en raison d'une raideur des hanches ou de la zone lombaire, installez-vous sur un coussin. Maintenant, arrondissez toute votre colonne vertébrale, en relâchant votre tête comme dans l'illustration. Rentrez ensuite le ventre puis « empilez » vos vertèbres les unes sur les autres en commençant par la plus basse possible. Votre tête doit rester relâchée en avant jusqu'au bout de l'opération. Vous devez alors être en position assise, bien verticale. Essayez maintenant de renouveler l'exercice, mais dans l'autre sens, pour revenir à votre point de départ. C'est donc votre tête qui débute le mouvement. Arrondissez le dos, vertèbre par vertèbre, jusqu'à dessiner un C et pouvoir recommencer du début. Vous avez du mal à trouver votre verticale ? Tentez l'expérience en vous appuyant contre un mur.

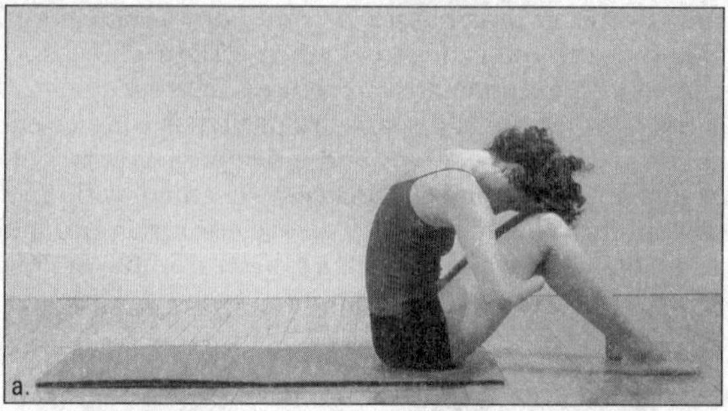

a.

Déroulez les vertèbres, une à une.

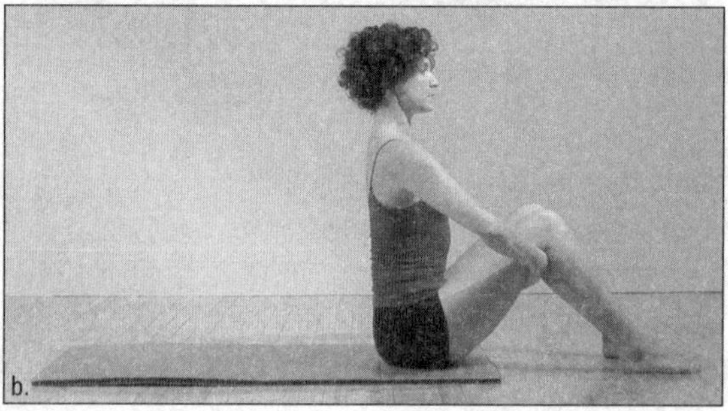

b.

Figure 3-10 : Superposition des vertèbres.

Posture abdominale

Je désigne du nom de Posture abdominale le placement du torse qu'il convient d'adopter pour réaliser la majeure partie des exercices abdominaux Pilates. Couché sur le dos, utilisez l'Incurvation lombaire décrite plus haut dans ce chapitre pour soulever la tête du sol. Elle doit être juste assez haut pour que vos omoplates décollent du tapis. Pour cela, imaginez que la base de votre sternum est ancrée dans le sol tandis que votre nuque s'allonge.

Il est essentiel de maintenir cette position, illustrée dans la figure 3-11, lorsqu'on fait des abdominaux. En effet, si on laisse sa tête tomber en arrière, on ne tarde pas à ressentir une fatigue au niveau cervical et on fait insuffisamment appel aux muscles abdominaux supérieurs. Pourtant, ce sont eux qui doivent intervenir ici (et qui doivent se faire vivement sentir !). Une fois de plus, la position décrite dans cette section est difficile à garder pour les sujets présentant une raideur de la nuque ou du haut du dos. Si vous êtes dans ce cas, ne renoncez pas pour autant ! De nombreuses personnes partagent votre problème. Contentez-vous de faire de votre mieux, vous finirez par vous assouplir. Et même si vous n'arrivez pas à réaliser la Posture abdominale, vous tirerez un bénéfice de l'exercice.

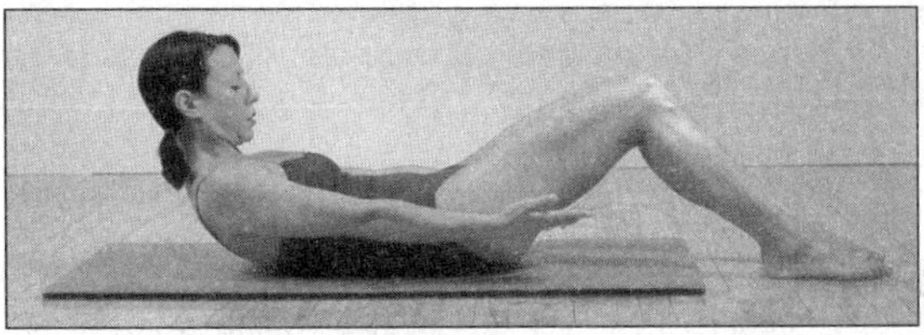

Figure 3-11 : Posture abdominale.

Première position

En danse classique, la première position consiste à tenir les jambes serrées, talons joints et pointes des pieds légèrement écartées du fait d'une ouverture des hanches. Dans Pilates, elle est très similaire (voir la figure 3-12) et s'emploie debout, couché, etc. Attention : l'ouverture des hanches ne doit jamais être forcée. Installez-vous confortablement, cuisses jointes et genoux tournés vers l'extérieur. Dans de nombreux exercices, cette posture remplace une tenue parallèle des jambes. Elle mobilise les muscles de l'intérieur des cuisses ainsi que le bas des fessiers, fort sollicités dans Pilates !

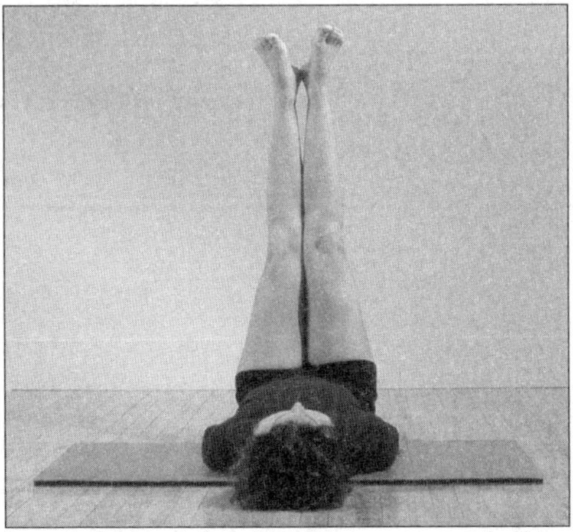

Figure 3-12 : Première position.

Ouvrez les hanches de façon à orienter vos genoux vers l'extérieur.

ATTENTION !

Ne croyez pas tout ce que je raconte !

Voici le moment opportun d'effectuer un petit démenti, introduit par une anecdote. Un jour, j'ai retrouvé un ami de longue date, qui se trouve exercer la même activité que moi. Quand deux professeurs de Pilates se rencontrent... ils évoquent les subtilités de l'anatomie humaine et échangent des idées sur l'enseignement de leur méthode. Comme tout bon formateur, mon ami considère qu'il n'existe pas une règle, une position, qui fonctionne pour tout le monde. Plus on est en contact avec des personnes différentes, mieux on comprend qu'il n'est pas d'universalité en la matière.

Dans le cas de la Posture abdominale, par exemple, la théorie veut qu'on enroule ses vertèbres supérieures de telle sorte que les omoplates se soulèvent du tapis. Mais, chez certains individus, ces os sont très larges et chez d'autres, beaucoup moins. Parfois, un dos très raide ou très peu courbé empêche absolument d'y arriver. Cette règle ne s'applique donc qu'aux sujets présentant des omoplates de taille moyenne et une souplesse suffisante du haut du dos. Cette précision vaut pour tous les principes énoncés dans ce chapitre. Si votre corps ne vous permet pas de reproduire l'une des positions ou l'un des mouvements que je décris, notez-le mentalement. J'indique un idéal vers lequel il faut tendre au prix de quelques efforts, mais sans nécessairement y parvenir. Je m'efforce de mentionner les problèmes susceptibles de limiter votre capacité à reproduire ce modèle. Il s'agit parfois de réalités impossibles à modifier (votre structure osseuse, par exemple) ; dans d'autres cas, l'obstacle sera tôt ou tard surmonté, avec la pratique. Chacun doit, à partir d'un idéal commun, définir celui qui convient à sa propre morphologie. L'une des principales qualités de Pilates est, en effet, de nous apprendre à connaître notre corps, à identifier ce en quoi il se distingue de la norme, et à nous battre pour accomplir notre idéal personnel.

Deuxième partie

Exercices au sol

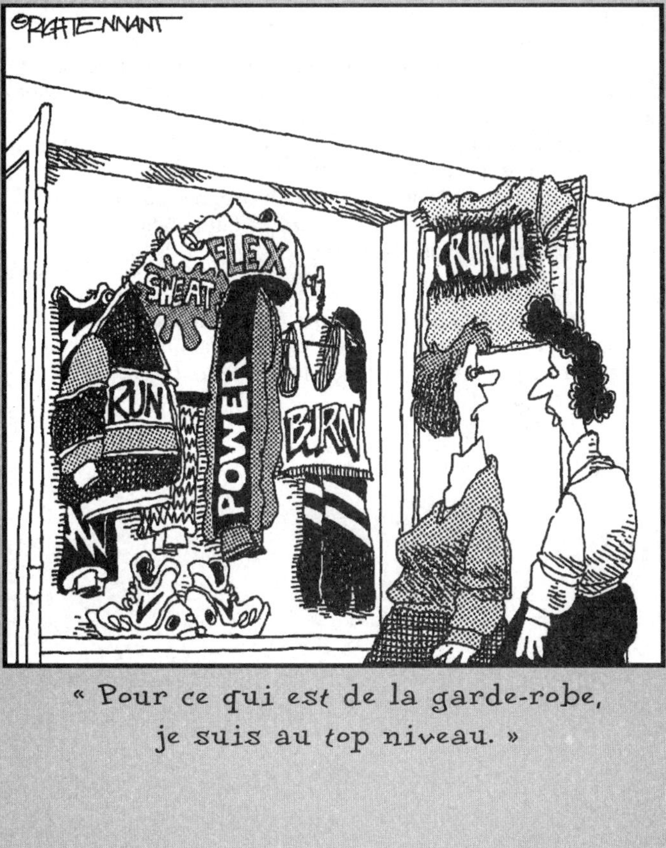

« Pour ce qui est de la garde-robe, je suis au *top* niveau. »

Dans cette partie...

Les exercices au sol constituent le fondement de la méthode Pilates. Dans cette partie, je vais vous guider à travers quatre séries, de niveau préparatoire, débutant, intermédiaire et avancé. La série préparatoire est destinée aux novices, pour qu'ils s'habituent aux mouvements qu'ils devront exécuter ensuite. En progressant d'un niveau à l'autre, vous aborderez des difficultés plus nombreuses et plus diverses.

Le chapitre 8 est consacré à des exercices « hors série ». Il s'adresse aux lecteurs prêts à se lancer dans un travail véritablement exigeant, souhaitant cibler en particulier leurs fessiers et leurs cuisses.

Chapitre 4

Préparation à Pilates

Dans ce chapitre :

- Préparation de votre corps en vue de vos premiers pas dans Pilates
- Compréhension des mouvements et exercices fondamentaux

Les exercices présentés dans ce chapitre sont parfois qualifiés de « pré-Pilates », car ils sont destinés à préparer votre corps à affronter ce qui fait l'essence même de la méthode. Outre cette fonction d'introduction pour les débutants, ils servent d'échauffement aux initiés. Quel que soit votre niveau, il vous sera toujours profitable d'y revenir, pour vous remettre en condition.

Exercez-vous à effectuer cette série fondamentale jusqu'à ce que vous en ayez assimilé les concepts, tant sur le plan mental que corporel. Ensuite, vous serez prêt à passer au stade « débutant ».

Vous retrouverez deux de ces exercices dans les séries de niveau débutant et intermédiaire. En effet, je pense que les Enroulements du coccyx et Enroulements dorsaux constituent un excellent point de départ, quel que soit le stade de perfectionnement atteint. Pourquoi ? Parce que les Enroulements du coccyx permettent de se chauffer le bas du dos et de bien localiser ses abdominaux profonds. Les Enroulements dorsaux, quant à eux, assurent l'échauffement de la nuque et du haut du dos ; en outre, ils aident à trouver la Posture abdominale.

En exécutant cette série, soyez attentif à vos sensations. Si vous percevez bien le concept que l'exercice vise à vous faire comprendre, vous n'aurez sans doute pas à reproduire celui-ci lors de votre prochaine séance. La finalité de ces exercices consiste, en effet, à incorporer ces principes aux séries de niveaux supérieurs, de sorte d'élaborer des « phrases » de mouvements plus complexes.

À RETENIR

Dans cet ouvrage, je vous enseigne, afin de vous aider au mieux, un ensemble d'exercices réalisables quel que soit votre niveau. Chaque chapitre de cette partie est consacrée à un niveau, en commençant par le programme préalable contenu dans celui-ci. Effectuez-en les exercices dans l'ordre où ils vous sont présentés, car chaque série repose sur une logique corporelle.
Ne vous désespérez pas sous prétexte que vous progressez lentement ! Commencez par le commencement (ici), respectez le programme et vous verrez, le Boomerang n'aura bientôt plus de secrets pour vous !

Encore une précision : les photos qui illustrent ce livre ont pour modèles des instructeurs Pilates chevronnés. Ne cherchez pas à les imiter au doigt et à l'œil. Votre objectif est d'essayer de reproduire leurs mouvements ou postures, et non d'y parvenir à la perfection.

Petit avertissement

À RETENIR

Avant d'entamer votre initiation, je ne saurais trop vous recommander la prudence. Le but du jeu est d'améliorer votre condition physique, pas de vous détériorer la santé !

Voici quelques signes indiquant qu'un exercice ne vous convient pas :

- En l'effectuant, vous ressentez soit des fourmillements, soit une douleur vive ou lancinante.
- Un de vos muscles tire pendant l'exercice, et la douleur persiste au-delà de quelques minutes.
- Vous avez mal au cou.
- Une ou plusieurs de vos articulations vous font souffrir en cours d'exercice.

Il se peut que, quand vous pratiquez Pilates, vous sentiez que le bas de votre dos tire ; cela n'est pas forcément mauvais signe. Une douleur dorsale est néfaste quand, au lieu de s'estomper au bout de quelques instants, elle dure pendant plusieurs jours. Vous avez mal au dos quand vous faites des abdominaux ? Modifiez le mouvement de façon à y remédier. En général, il suffit pour cela de rentrer le ventre encore davantage ! Au fur et à mesure que vous renforcerez vos abdos, ces douleurs vous importuneront de moins en moins.

Séries présentées dans ce chapitre

Voici la liste des séries que vous allez découvrir dans ce chapitre :

- Respiration en neutralité vertébrale
- Haussements d'épaules
- Décollement des épaules
- Extension / Cercles des bras
- Enroulements du coccyx
- Petits pas
- Enroulements dorsaux
- Demi-Chandelle
- Préparation à l'Incurvation descendante
- Point d'équilibre / Préparation au Teaser
- Roulade (variante)

Respiration en Neutralité vertébrale

La plupart des gens ne respirent que de façon superficielle, sans gonfler la partie inférieure de leurs poumons. Cet exercice a pour but d'y remédier, pour accroître votre capacité respiratoire.

La respiration a beau être un acte réflexe, certaines personnes retiennent leur souffle quand elles font un exercice physique. Cela a pour effet d'augmenter la tension musculaire et la rigidité corporelle. Malgré son apparence scandaleusement facile, l'exercice suivant, fondamental, constitue la base de tous les autres exercices Pilates.

Préparation

Couchez-vous sur le dos et fléchissez les jambes en gardant les pieds à plat sur le sol, légèrement écartés (dans le prolongement de vos hanches). Détendez le dos en appliquant la Neutralité vertébrale (voir le chapitre 3). Placez les mains sur chaque côté de votre cage thoracique, juste au-dessus de la taille, les pouces dirigés vers le dos et les autres doigts vers le sternum.

Exécution

Inspiration. Inspirez profondément. Vous devez sentir vos côtes s'élargir entre vos mains. Pensez à remplir vos poumons au maximum de leur capacité, comme pour inhaler de l'air jusqu'au niveau de vos reins. Essayez de ne pas arquer le dos.

Expiration. Videz complètement vos poumons, en rentrant le nombril vers la colonne vertébrale.

IMAGE MENTALE

Imaginez que vous jouez de l'accordéon. Lors de l'inspiration, le soufflet se déploie ; lors de l'expiration, il se referme.

Conseils

- Au moment où vous inspirez, veillez à ne pas arquer le haut du dos. Il doit rester en contact avec le sol.
- Renouvelez l'opération jusqu'à ce que vous vous sentiez détendu, bien ancré dans le sol et prêt à passer à l'exercice suivant.

Haussements d'épaules

Vous vous sentez crispé, contracté ? La tension est une réalité à la fois physique et émotionnelle. La plupart des gens l'emmagasinent dans la nuque et les épaules, surtout quand ils travaillent assis devant un bureau, éventuellement surmonté d'un ordinateur. Lorsqu'on tient les bras devant soi pendant des heures, il est quasiment impossible de ne pas solliciter à l'excès ses *trapèzes supérieurs* (muscles de la nuque et du dessus des épaules). Toutefois, il suffit de prendre conscience de cet état de fait pour y remédier à l'aide de ce simple exercice.

Préparation

Commencez par vous coucher sur le dos, genoux fléchis, pieds à plat et légèrement écartés, dans le prolongement des hanches. Étendez les bras le long de votre corps. Relâchez votre dos en position de Neutralité vertébrale.

Exécution

Inspiration. Haussez les épaules jusqu'au niveau des oreilles en contractant vos trapèzes supérieurs (figure 4-1).

Expiration. Relâchez les épaules, en les laissant redescendre rapidement.

Renouvelez l'opération à 4 reprises. Lors de la dernière, ralentissez le mouvement. En expirant, essayez de sentir les muscles dorsaux qui abaissent vos omoplates et les remettent en place en douceur.

Conseils

- Respectez bien mes instructions concernant la respiration. L'expiration contribue toujours à détendre les muscles.
- Ne retenez pas votre souffle.

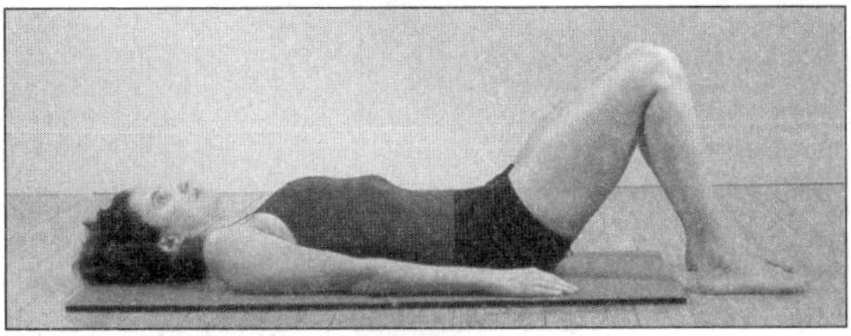

Figure 4-1 : Haussements d'épaules.

Haussez les épaules, puis relâchez-les.

Décollement des épaules

Voici un autre moyen simple et sans danger d'apprendre à décontracter et à relâcher vos épaules, tout en mobilisant les muscles qui les stabilisent.

Préparation

Couché sur le dos, genoux fléchis et pieds à plat, levez les bras à la verticale.

Exécution

Inspiration. En pointant les doigts vers le plafond, décollez les omoplates du sol (figure 4-2).

Expiration. Tout en gardant les bras tendus, relâchez les muscles des épaules pour ramener vos omoplates au sol.

Renouvelez l'opération à 4 reprises. Lors de la dernière, ramenez les omoplates doucement vers le sol, en imaginant que vous les faites pénétrer dans le tapis. Sentez les muscles qui effectuent cette action : il s'agit des grands dorsaux. Il importe de retenir où ils se situent car, dans Pilates, on les utilise sans cesse pour abaisser les épaules et, par ce moyen, en relâcher les tensions.

Conseils

- Veillez à bien relâcher en expirant, pour que vos omoplates et vos bras retombent nettement sous l'effet de la pesanteur.

- Lorsque vous laissez retomber vos omoplates, ne fléchissez pas les bras.

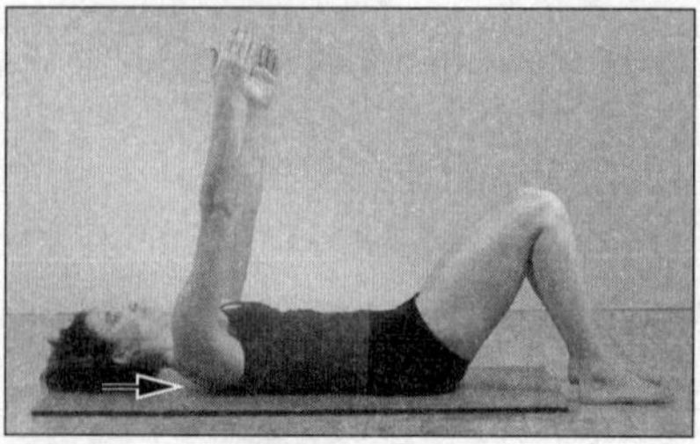

Figure 4-2 : Décollement des épaules.

Décollez les épaules du tapis.

Extension / Cercles des bras

Cet exercice a une double fonction : étirer en largeur les muscles de la poitrine et du dos et améliorer la stabilité du torse supérieur.

Préparation

Couchez-vous sur le dos, genoux fléchis et pieds à plat sur le sol, dans le prolongement de vos hanches. Votre dos doit être en position de Neutralité vertébrale. Vos bras sont étendus le long de votre corps.

Exécution

Inspiration. Tendez les bras à la verticale. Leur écart équivaut à la largeur de vos épaules (voir la figure 4-3a).

Expiration. Amenez votre thorax vers le bas, en imaginant que vous nouez vos côtes avec votre abdomen, puis placez les bras derrière votre tête comme dans la figure 4-3b. Pour éviter d'arquer le dos – position incorrecte illustrée par la figure 4-4 – utilisez vos abdominaux supérieurs.

Inspiration. En gardant les bras au sol, écartez-les sur les côtés comme dans la figure 4-3c. Faites-les glisser ensuite le long de votre corps en position de départ, puis retendez-les vers le haut.

Répétez l'exercice 3 fois puis effectuez le même mouvement, mais en sens inverse.

Conseils

- Si vous êtes plutôt raide, pensez avant tout à ouvrir votre poitrine. Si vous êtes souple comme un ver, visez surtout à stabiliser votre torse. (Ne laissez pas vos vertèbres dorsales décoller du tapis !)

- Pour conserver une stabilité maximale du torse, veillez à abaisser la cage thoracique.
- Au début de l'exercice, veillez à éloigner vos épaules de vos oreilles.
- Ne soulevez pas le haut de votre dos du tapis (figure 4-4). Lorsque vous levez les bras, celui-ci a naturellement tendance à suivre le mouvement. Le but de l'exercice est justement de le garder à plat sur le sol.

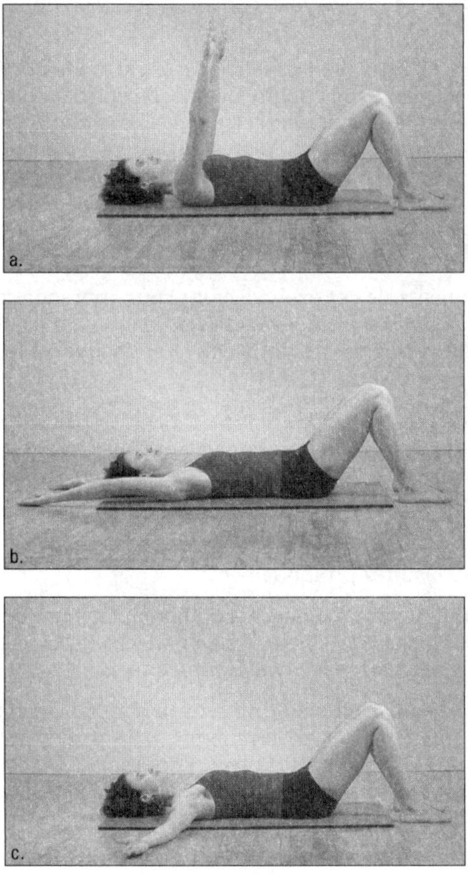

Figure 4-3 : Extension / Cercles des bras : ce qu'il faut faire.

Figure 4-4 : Extension / Cercles des bras : ce qu'il ne faut pas faire.

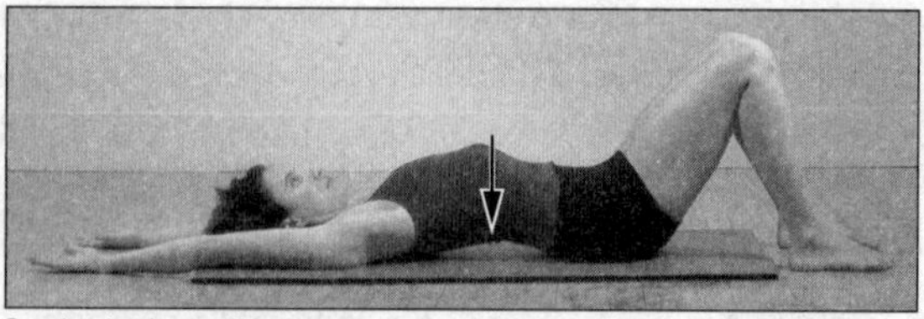

Gardez le dos collé au tapis.

Enroulements du coccyx

Une fois vos épaules bien relâchées, c'est le moment de passer à la partie centrale, à tous points de vue, de votre individu. Vous allez découvrir le premier exercice qui repose sur le Creusement abdominal, primordial dans Pilates. Veillez à ne pas monter les épaules et à ne pas recommencer à y accumuler des tensions, maintenant qu'elles sont détendues. Ce n'est pas parce que vous êtes occupé ailleurs qu'elles doivent reprendre de mauvaises habitudes !

Les mouvements de cet exercice vont vous apprendre à associer les composantes les plus élémentaires de mon alphabet Pilates : la Neutralité vertébrale, le Creusement abdominal et le Pont.

Préparation

Vous êtes couché sur le dos, genoux fléchis et pieds à plat sur le sol, écartés dans une mesure équivalente à la largeur de vos hanches. Votre dos est en état de Neutralité vertébrale et vous avez les bras étendus le long du corps (figure 4-5a).

Exécution

Inspiration. Inspirez profondément.

Expiration. Essayez de creuser vos abdominaux profonds. Pour cela, rentrez le ventre, contractez en douceur le bas de vos fessiers et aplatissez votre dos contre le tapis.

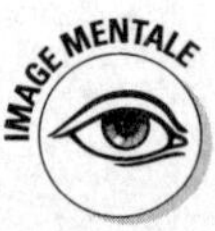

Imaginez que, sous l'effet du Creusement abdominal, votre nombril s'enfonce comme s'il devait imprimer la marque de votre colonne vertébrale sur le tapis ou, à la plage, sur le sable. Cette image ne vous paraît pas convaincante ? Alors, faites comme si vous deviez remonter la braguette d'un pantalon très ajusté.

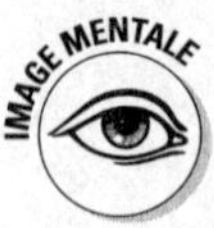

Les deux images précédentes ne vous aident pas à visualiser l'exercice ? Dans ce cas, représentez-vous en train d'évider une pastèque – votre ventre, en l'occurrence !

Inspiration. Relâchez votre effort pour revenir à une confortable situation de Neutralité vertébrale.

Expiration. Replacez vous en position de Creusement abdominal, en rentrant le ventre et en serrant les fessiers inférieurs. Collez vos lombaires contre le tapis puis poursuivez ce mouvement en soulevant lentement votre coccyx, le temps de compter jusqu'à 5. Placez-vous dans la posture du Pont (figure 4-5b). Votre corps doit suivre une ligne droite, des épaules aux genoux. Ne montez pas les hanches au point de ne plus voir vos genoux.

Inspiration. Tenez la position du Pont.

Expiration. Redescendez en déroulant les vertèbres une par une et, cette fois encore, en rentrant le ventre. Vous devez revenir en Neutralité vertébrale.

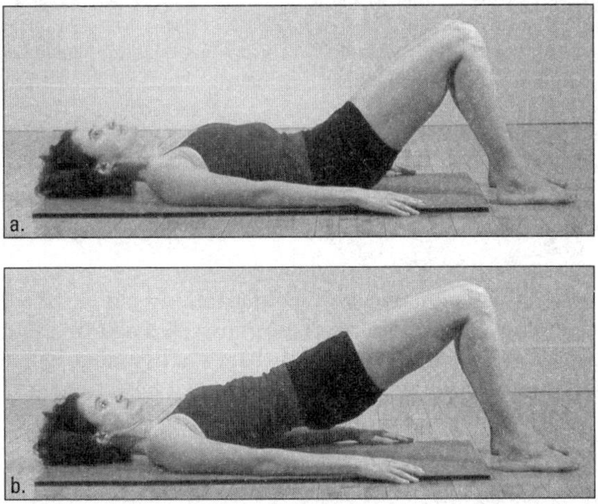

Figure 4-5 : Enroulements du coccyx.

Répétez l'exercice à 3 reprises, en rétrécissant chaque fois l'amplitude du mouvement de sorte qu'à la dernière, vous restiez tout le temps en Neutralité vertébrale. Vous devez alors rentrer les abdominaux, comme pour commencer un Enroulement du coccyx mais sans poursuivre celui-ci. Pour plus d'explications, consultez l'encadré « Pourquoi la Neutralité vertébrale est-elle aussi importante ? ».

Conseils

- Il importe de commencer ce mouvement par la position de Creusement abdominal.
- Ne crispez pas le haut du corps. Gardez la nuque allongée et les épaules relâchées.

Pourquoi la Neutralité vertébrale est-elle aussi importante ?

Lorsqu'on transfère la Neutralité verticale à la station debout, on se donne toutes les chances d'avoir une excellente posture. En effet, elle permet de préserver les courbures naturelles de l'épine dorsale tout en sollicitant un soutien actif des muscles abdominaux profonds. L'adopter de façon délibérée lors du travail au sol implique juste de rentrer le ventre sans modifier la position du bassin. Pour vous assurer d'être en Neutralité vertébrale, veillez à garder le coccyx en contact avec le tapis.

Petits Pas

Les Petits pas sont un exercice mettant en jeu la robustesse et la stabilité de vos abdominaux inférieurs. Il s'agit de maintenir une Neutralité vertébrale tout en utilisant activement le Creusement abdominal. La difficulté de cet exercice consiste à garder les hanches et la région lombaire immobiles, tandis qu'on déplace les jambes. Malgré une simplicité apparente, il exige une bonne dose de force intérieure (du genre musculaire). Amélioration de la stabilité garantie !

Préparation

Couché sur le dos, genoux fléchis et pieds à plat, écartés dans une mesure égale à la largeur de vos hanches, relâchez votre dos en position de Neutralité vertébrale. Placez les mains sur vos os iliaques, situés sur l'avant du bassin, pour sentir si vous déplacez ou basculez celui-ci (figure 4-6a).

Exécution

Expiration. Enfoncez le nombril comme pour lui faire toucher votre colonne vertébrale puis levez le genou droit en direction de votre buste (figure 4-6b).

Inspiration. Tenez cette position.

Expiration. Enfoncez le nombril et reposez le pied droit sur le tapis pour revenir à la position de départ, en contrôlant votre mouvement à partir de votre centre corporel.

Effectuez l'exercice à 8 reprises, en changeant chaque fois de jambe.

Conseils

- Évitez de cambrer les reins ou de laisser basculer vos hanches latéralement.
- Ne crispez pas le haut du corps. Gardez la nuque allongée et les épaules relâchées.

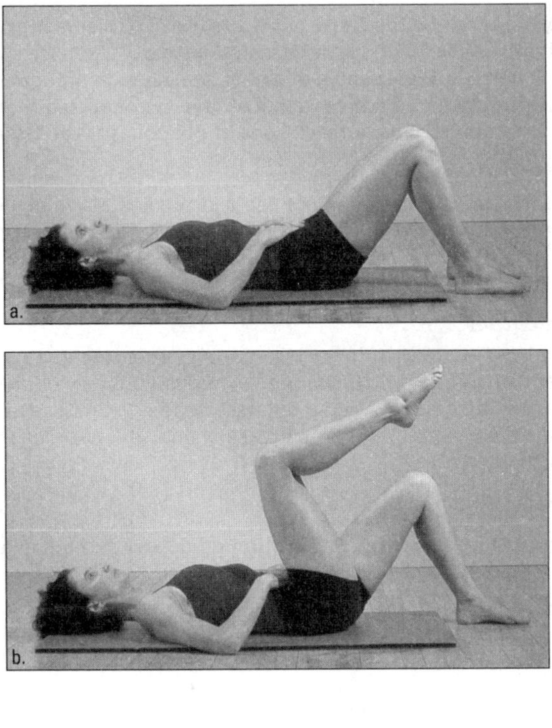

Figure 4-6 : Petits Pas.

Enroulements dorsaux

Peut-être rencontrerez-vous des difficultés à effectuer cet exercice, pour les raisons suivantes :

- Pour peu que vous manquiez de force au niveau des abdominaux supérieurs, vous risquez de trembler en essayant de vous redresser. Ne vous en inquiétez pas : vous seriez surpris du nombre de personnes dans votre cas.
- Si vous avez le haut du dos et la nuque très raides, il se peut que vous n'arriviez pas à vous placer dans la position souhaitée, et ce, que vous perceviez ou non un effort de vos abdominaux. En revanche, vous constaterez un étirement de vos vertèbres dorsales et cervicales.

Dans un cas comme dans l'autre, essayez à plusieurs reprises. Si vos tentatives s'avèrent trop frustrantes, passez à l'exercice suivant, vous reviendrez à celui-ci après quelques semaines de pratique. Dans quelques temps, d'autres exercices vous auront peu à peu transformé et les Enroulements dorsaux vous sembleront plus accessibles.

Préparation

Couché sur le dos, genoux fléchis et pieds à plat dans le prolongement de vos hanches, relâchez votre dos en position de Neutralité vertébrale. Placez vos mains sous votre tête, doigts entrecroisés (figure 4-7a). Inspirez à fond.

Exécution

Expiration. Rentrez le ventre et soulevez la tête en tirant le menton vers la poitrine, comme si vous vouliez y coincer une mandarine. Dans le même temps, adoptez la Posture abdominale. Vous devez vous relever juste assez pour décoller les omoplates du tapis (figure 4-7).

Inspiration. Tenez cette position.

Expiration. Revenez à la position de départ en contrôlant votre mouvement.

Effectuez l'exercice 8 fois, en procédant lentement.

Conseils

- Pendant que vous vous relevez, restez en Neutralité vertébrale.
- Évitez d'aplatir vos lombaires contre le sol. Gardez le coccyx en contact avec le tapis.

- Ne crispez pas la nuque. Vos mains doivent soutenir votre tête. Entre votre menton et votre cou, laissez la place d'une mandarine.

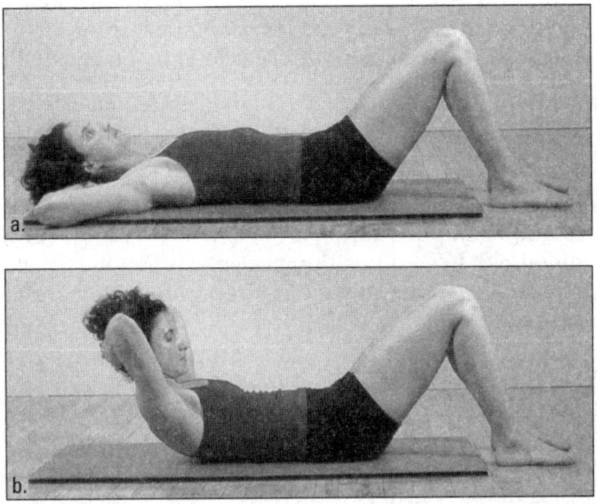

Figure 4-7 : Enroulements dorsaux.

Demi-Chandelle

La Demi-Chandelle, qui fait partie de mon alphabet Pilates, est aussi un exercice préliminaire. Soulever les hanches permet de renforcer les muscles abdominaux inférieurs (ainsi que les fessiers, si on les contracte en même temps).

ATTENTION ! Si vous souffrez de la nuque, procédez avec précaution ou, même, abstenez-vous d'effectuer cet exercice.

BONNE IDÉE En cas de tension importante de la nuque et des épaules, placez les bras au-dessus de votre tête. De cette façon, le haut du torse n'est pas concerné par le mouvement, tandis que l'effort se concentre sur les abdominaux. En revanche, si vous manquez de force abdominale, vous devrez garder les bras de long du corps, pour vous aider à soulever les hanches.

Préparation

Couché sur le dos, genoux fléchis et tenus en l'air, vous avez les pieds croisés. Étendez les bras le long de votre corps, paumes vers le sol (figure 4-8a).

Exécution

Inspiration. Basculez vers l'arrière pour décoller les hanches du tapis, en rentrant le ventre (figure 4-8b). Pour vous aider, appuyez-vous sur les mains et sur les bras. Vos épaules et votre nuque doivent rester détendues. Commencez « petit ». Tirez parti de l'élan de vos jambes pour créer le mouvement de bascule.

Expiration. Redescendez les hanches en rentrant le ventre pour contrôler le mouvement. Aidez-vous de vos bras, si nécessaire.

Effectuez l'exercice à 9 reprises. Essayez chaque fois de monter les hanches un peu plus haut. Veillez à ne jamais appuyer sur votre nuque en poussant le mouvement trop loin. Tentez de terminer la 9e fois en position assise afin de réaliser une transition facile avec l'exercice suivant, la Préparation à l'Incurvation descendante.

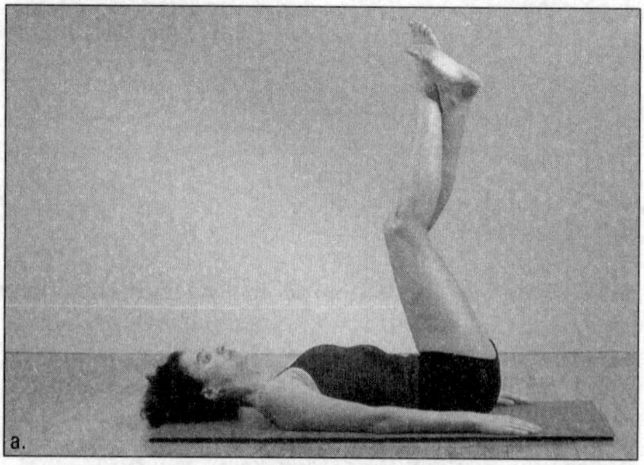

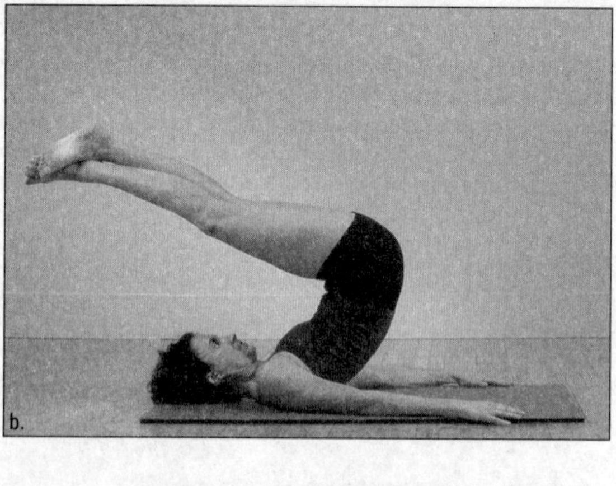

Figure 4-8 : Demi-Chandelle.

Conseils

- N'oubliez pas que cet exercice est destiné à mobiliser les abdominaux inférieurs. Vous pouvez donc vous aider de vos bras, mais il ne faut pas reposer sur eux pour tenir les hanches soulevées. Veillez à effectuer l'essentiel du travail avec votre force abdominale.
- Pensez à créer un mouvement de bascule doux et régulier dans les deux sens. Songez qu'il a pour effet de vous masser le dos.
- Ne visez pas à élever vos hanches à la verticale, mais au-dessus de votre tête. Il s'agit davantage d'un mouvement circulaire que d'un va-et-vient rectiligne.
- Ne partez pas trop loin en arrière, sans quoi vous rouleriez sur vos fragiles cervicales et risqueriez de vous blesser. Veillez à garder la nuque allongée et détendue.

Variante

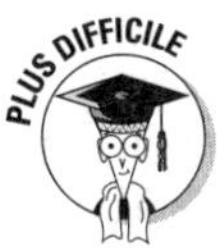

Quand vous aurez gagné en force, voici comment rendre l'exercice un peu plus difficile. Exécutez-le 3 fois en soulevant simplement les hanches, puis 3 fois un peu plus haut, en montant jusqu'au milieu du dos, puis 3 autres fois en élevant la totalité du dos. Lors de cette dernière série, contractez les fessiers quand vous arrivez en position de Demi-Chandelle. Sentez le poids de vos hanches s'élever au-dessus du sol pour atteindre la position de Chandelle complète (vue au chapitre 3).

Préparation à l'Incurvation descendante

Vous voici prêt à passer à de véritables réjouissances. Ce nouvel exercice sert d'entraînement à l'Incurvation descendante, qui elle-même vous préparera à l'Incurvation ascendante. Peut-être êtes-vous déjà assez aguerri pour accomplir ce dernier. Vous progresserez alors à grands pas dans cette série et la suivante. Mais, si vous manquez de force et n'avez encore qu'une conscience limitée de vos abdominaux profonds, optez pour la voie « tranquille », sachant que vous appartenez à la majorité.

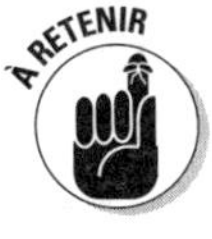

La méthode Pilates a ceci de gratifiant, entre autres, qu'elle vous lance de petits défis. Osez les relever, surmontez peu à peu des obstacles de plus en plus difficiles : votre satisfaction n'en sera que plus profonde, tout comme le bien-être obtenu.

En prenant conscience de l'incurvation de votre région lombaire, vous allez doser vous-même votre progression dans cet exercice au nom explicite. Celui-ci vous apportera, en outre, une pratique de la Superposition des vertèbres. (Pour revoir ces deux lettres de mon alphabet, revenez au chapitre 3.)

Préparation

En position assise, fléchissez les genoux et posez les pieds à plat sur le sol. Placez vos mains sous vos cuisses, par l'extérieur, pour les soutenir (figure 4-8a). Étirez-vous au maximum vers le haut, comme si un fil fixé sur votre crâne vous reliait au ciel.

Exécution

Inspiration. Inspirez à fond en continuant à vous étirer autant que possible.

Expiration. Enfoncez le nombril vers votre colonne vertébrale, tout en projetant le bas-ventre vers l'avant, de sorte que la partie inférieure de votre dos dessine un C. Pour vous aider, imaginez qu'on vous donne un coup de poing dans le ventre. Roulez maintenant en arrière sur votre coccyx, en enchaînant par les vertèbres. Laissez vos bras descendre le long de vos cuisses pour, le cas échéant, vous aider dans ce mouvement. Essayez de descendre suffisamment pour sentir les os du bas de votre dos appuyer sur le tapis. Votre dos entier, ainsi que votre nuque et votre tête, doivent ressembler à un grand C. Les figures 4-9b et 4-9c montrent la progression du mouvement.

Inspiration. En fin de mouvement, inspirez.

Expiration. Enfoncez le nombril vers votre colonne vertébrale et pensez à appuyer le bas de votre dos sur le tapis en sollicitant vos abdominaux, tandis que vous revenez lentement en position assise. Aidez-vous de vos bras puis placez-les de nouveau sous vos cuisses. Pendant que vous retrouvez votre position assise sur le coccyx, gardez la courbure de votre colonne vertébrale et votre creusement abdominal (figure 4-9d).

Inspiration. Superposez vos vertèbres en commençant par le bas et en terminant par le cou, puis la tête. Celle-ci doit être relâchée en avant jusqu'au dernier moment.

Expiration. Conservez votre position bien droite, en abaissant les épaules. Sentez vos muscles dorsaux mettre celles-ci en place (figure 4-9e).

Renouvelez l'opération 6 fois.

Conseils

- Pour réussir cet exercice, concentrez-vous sur vos abdominaux.

- Prenez soin de dérouler votre épine dorsale, dans un sens et dans l'autre, de façon bien articulée.
- Veillez à relâcher le haut de votre corps. Gardez la nuque allongée et décontractée.
- Ne retenez pas votre souffle. Respirer à fond et lentement facilite l'exécution du mouvement.

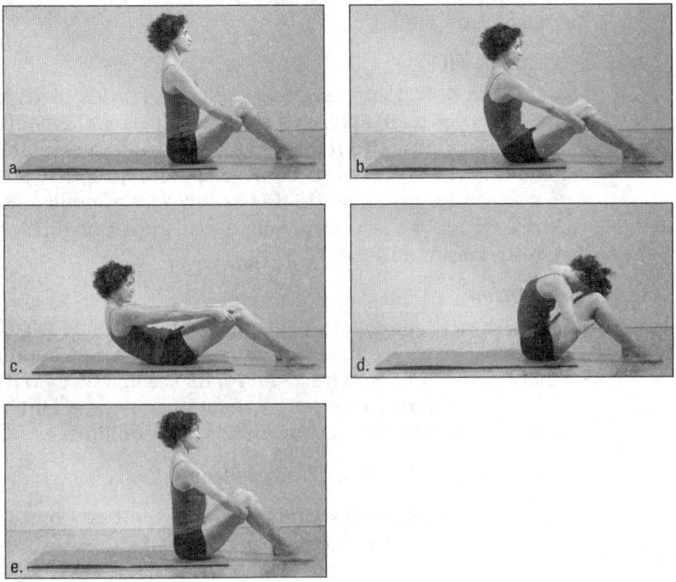

Figure 4-9 : Préparation à l'Incurvation descendante.

Point d'équilibre / Préparation au Teaser

Le Point d'équilibre se présente comme l'exercice précédent, à cette différence près que les pieds sont décollés du sol. Par conséquent, il est beaucoup plus difficile de rester stable. Si la tâche vous paraît insurmontable, la Préparation à l'Incurvation descendante vous servira d'entraînement au Point d'équilibre et vous tenterez celui-ci plus tard.

Cet exercice, qui est aussi l'une des composantes de l'alphabet Pilates, est l'un des meilleurs que je connaisse pour prendre conscience de ses abdominaux profonds. Avec lui, impossible de tricher en ayant recours à d'autres muscles. Si on ne fait pas appel à ses abdos, on tombe.

Dans le Point d'équilibre comme dans la méthode Pilates en général, l'articulation de la colonne vertébrale est importante. Il convient, en effet, d'apprendre à déplacer chaque vertèbre l'une après l'autre, et non par groupes de quatre ou cinq. Cela contribue à la souplesse du rachis et permet aux abdominaux d'exécuter un surcroît de travail.

Par ailleurs, cet exercice constitue une excellente préparation à un autre, de niveau plus avancé, le Teaser, que vous découvrirez aux chapitre 6 et 7.

Préparation

Assis bien droit, pliez les genoux et décollez les pieds du sol. Vous avez les mains passées sous vos cuisses (la main droite soutient la cuisse droite par l'extérieur, et de même pour la gauche). Vous devez vous trouver en équilibre juste sur l'arrière du coccyx. Le bas de votre dos est arrondi et vous creusez le ventre (figure 4-10a). Vous voila dans la position adéquate. Inspirez profondément.

Exécution

Expiration. Commencez à enrouler votre colonne vertébrale, en éloignant vos cuisses pour faire contrepoids. Les figures 4-10b et 4-10c illustrent la marche à suivre. Enfoncez votre nombril et veillez à toujours contrôler votre mouvement, de l'intérieur. Arrêtez le mouvement avant de perdre l'équilibre.

Inspiration. Maintenez cette position.

Expiration. Avancez les jambes pour revenir au Point d'équilibre, en tirant parti du Creusement abdominal.

Renouvelez l'opération 6 fois. Tentez à chaque reprise d'aller un peu plus loin en arrière.

Conseils

- Veillez à utiliser vos abdominaux, sur lesquels repose ce travail.
- Essayez de dérouler votre colonne vertébrale de façon bien articulée, en descendant comme en remontant.
- Évitez au maximum de crisper le haut de votre corps ; votre nuque doit demeurer allongée et décontractée.
- Ne vous aidez pas trop de vos biceps pour vous soulever.

Variantes

Si cet exercice est trop ardu pour vous et que vous ne réussissiez pas à garder votre équilibre, effectuez-le selon les instructions ci-dessus mais en posant les pieds à terre.

Une fois que vous aurez gagné en force et en maîtrise du mouvement, vous parviendrez au Point d'équilibre. Celui-ci acquis, vous pourrez lâcher vos cuisses pour tendre les bras en avant, à la descente comme à la remontée. Vous en serez au début du Teaser, dont je présente plusieurs versions dans les chapitres 6 et 7.

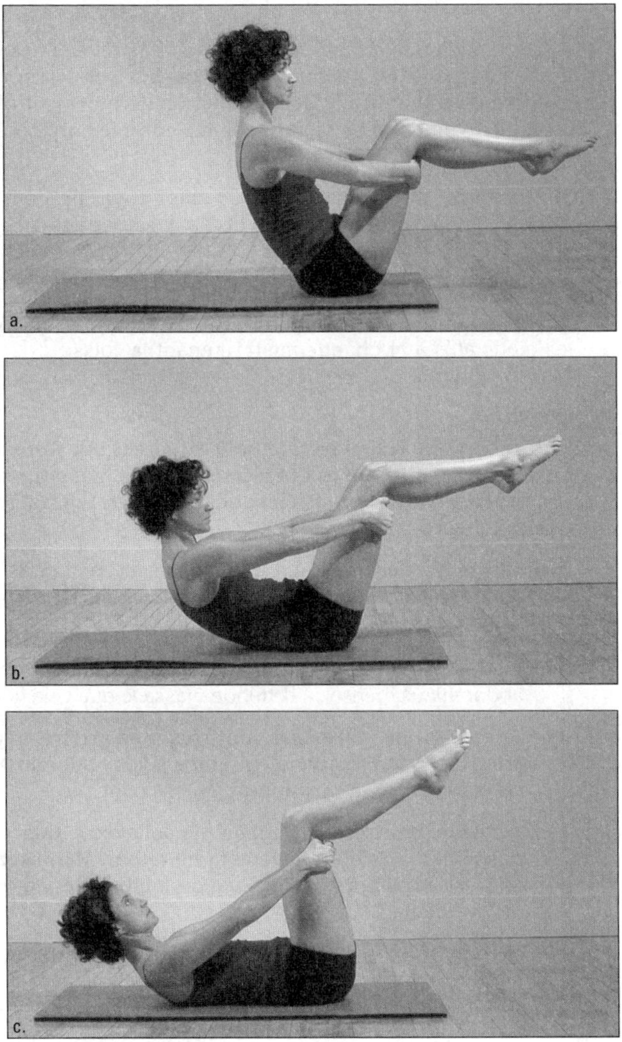

Figure 4-10 : Point d'équilibre / Préparation au Teaser.

Roulade, variante

La Roulade est une combinaison de la Demi-Chandelle et du Point d'équilibre. Cet exercice, qui vise à l'acquisition de force et de maîtrise de mouvement, est une façon divertissante de se masser le dos, d'apprendre à dérouler ses vertèbres une à une et de trouver son centre abdominal.

Il s'agit ici d'une variante car on se tient au niveau des cuisses et non en dessous des genoux comme dans la version normale, expliquée au chapitre 5. Cela permet un déroulement plus articulé et un mouvement plus facile, l'espace entre le corps et les cuisses étant plus vaste.

ATTENTION !

Vous souffrez d'un traumatisme du cou ? Soyez prudent. Si cet exercice vous cause la moindre douleur, sautez-le.

Préparation

Commencez par vous asseoir bien droit, dans la même position qu'au début du Point d'équilibre (figure 4-11a), les genoux fléchis, les pieds au sol et chaque main retenant la cuisse correspondante.

Exécution

Inspiration. Roulez en arrière pour adopter la posture de Demi-Chandelle, en utilisant le Creusement abdominal pour soulever vos hanches. Afin de vous élever encore plus, contractez les fessiers (figure 4-11b et 4-11c).

Expiration. Revenez au Point d'équilibre, en freinant le mouvement à l'aide du Creusement abdominal (figure 4-11d).

Conseils

- En déroulant chacune de vos vertèbres à l'aide de vos abdominaux, pensez à l'effet de massage que cela vous procure.
- Tirez parti de votre élan pour rouler en arrière, mais sachez contrôler votre mouvement grâce à vos abdominaux, lorsque vous atteignez la position de Demi-Chandelle.
- Évitez de heurter bruyamment le sol avec le dos, en particulier lors du mouvement de retour. Mobilisez vos abdos pour incurver votre région lombaire et amortir ainsi le mouvement.
- Ne poursuivez pas le mouvement jusqu'à rouler sur votre nuque. Si vous n'avez pas de problèmes de cervicales, il serait dommage d'en souffrir désormais !

Variante

La roulade devient d'autant plus difficile qu'on se replie davantage sur soi-même. Pour cela, tenez les mains devant vos genoux. L'exercice est alors principalement axé sur la force abdominale et sur la maîtrise du mouvement, plutôt que sur le déroulement articulé des vertèbres et sur le massage du dos.

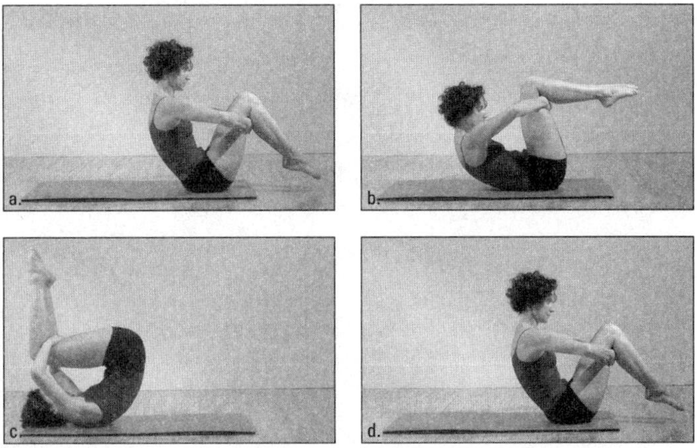

Figure 4-11 : Roulade, variante.

Revenez au Point d'équilibre.

Chapitre 5

Maintenant que vous voilà prêt : exercices au sol de niveau débutant

Dans ce chapitre :

- À la découverte de vrais exercices Pilates…
- …dont vous sentirez vivement l'efficacité !

Si vous avez suivi mes recommandations, vous avez effectué la préparation décrite au chapitre 4 et maîtrisez donc les exercices « pré-Pilates ». Chez vous, le fondement de la méthode est acquis, tant sur le plan mental que physique. Vous voilà donc prêt à vous lancer dans de véritables séries Pilates.

Même le premier de ces nouveaux exercices, la Centaine, demande une considérable force des abdominaux supérieurs et du cou. Ne vous en veuillez pas si vous ne pouvez les inclure à votre programme que de façon lente et progressive. Au moment de passer au chapitre suivant, vous devriez réussir à les exécuter avec fluidité et sans trop de peine.

Le fait de maîtriser désormais les exercices du niveau préparatoire ne vous autorise pas à les oublier ! D'ailleurs, j'en intègre deux ici (les Enroulements du coccyx et les Enroulements dorsaux), à titre d'échauffement pour la suite du chapitre. Ainsi, votre colonne vertébrale et vos abdominaux auront plus de chances d'accomplir aisément la Centaine. J'incorpore aussi à ce niveau le Point d'équilibre et la Demi-Chandelle, vus dans le chapitre 4, en raison du rôle important qu'ils jouent dans Pilates.

Séries présentées dans ce chapitre

Parmi les exercices de niveau débutant présentés dans les pages qui suivent, nous en avons étudié certains au chapitre précédent. Pour mémoire, j'en inclus des photos dans le texte afin de ne pas répéter leur description complète.

- Enroulements du coccyx (chapitre 4)
- Enroulements dorsaux (chapitre 4)
- Centaine, niveau débutant
- Point d'équilibre (chapitre 4)
- Demi-Chandelle (chapitre 4)
- Roulade
- Extension d'une jambe
- Envol du cygne
- Incurvation descendante
- Pont
- Étirement dorsal avant
- Battements en position latérale

Enroulements du coccyx

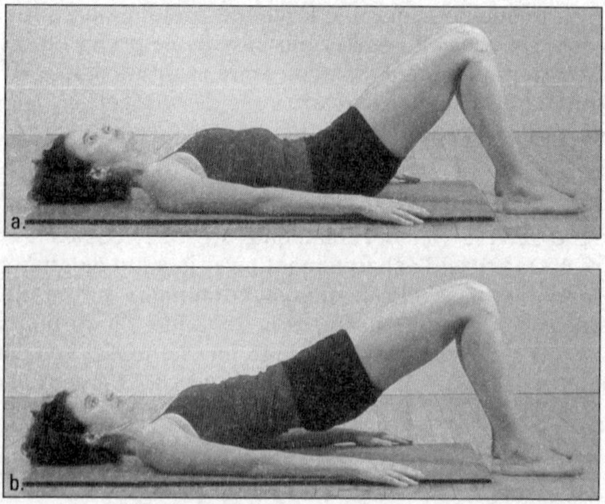

Figure 5-1 : Enroulements du coccyx.

J'aime commencer mes séances par les Enroulements du coccyx. Ils présentent le double avantage d'échauffer votre zone lombaire et de vous amener à sentir le Creusement abdominal. Ils sont reproduits dans la figure 5-1 et expliqués en détail dans le chapitre 4. Effectuez cet exercice 3 fois.

Enroulements dorsaux

Après les Enroulements du coccyx, passons aux Enroulements dorsaux, échauffement fondamental du haut du dos et de la nuque. Ils vous aideront à trouver votre Posture abdominale (celle où on décolle juste les épaules du tapis). Ils sont reproduits dans la figure 5-2 et expliqués en détail dans le chapitre 4. Effectuez-les 8 fois, lentement.

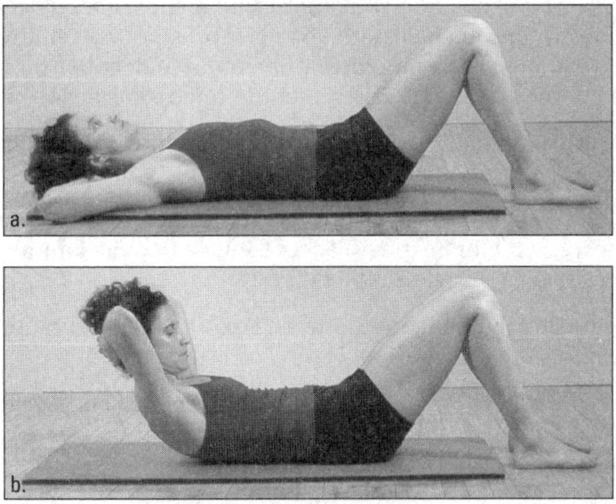

Figure 5-2 : Enroulements dorsaux.

Centaine, niveau débutant

Dans cet exercice, on doit tenir une position pendant cent temps, d'où son nom. Il convient tout à fait pour débuter une série d'exercices car il procure un échauffement complet du corps et même un bon coup de transpiration. Il favorise la respiration et la circulation sanguine. Enfin, c'est un excellent moyen d'améliorer la stabilité du torse ainsi que la force abdominale.

Peut-être aurez-vous du mal à tenir la tête levée dans cette position pendant aussi longtemps. Pour épargner votre nuque, voyez la rubrique « Conseils ».

Préparation

Vous êtes couché sur le dos. Vos cuisses, jointes, forment un angle droit avec votre torse et vos genoux sont fléchis. Votre dos est en situation de Neutralité vertébrale (voir le chapitre 3). La figure 5-3a illustre la position de départ de cet exercice. Si vous éprouvez une tension au niveau lombaire, gardez les pieds au sol pour le moment.

Exécution

Inspiration. Tendez les bras à la verticale, paumes tournées vers vos genoux.

Expiration. En reposant les bras le long de votre corps, soulevez la tête (imaginez que vous tenez une mandarine coincée sous le menton). Enroulez ensuite vos vertèbres pour atteindre la Posture abdominale ; vos omoplates doivent juste décoller du tapis. Avec les paumes, marquez légèrement le tempo sur le sol (figure 5-3b).

Inspiration. Inspirez à fond pendant 5 temps selon la méthode de l'accordéon, et en continuant à battre le rythme avec les mains.

À RETENIR

La méthode de l'accordéon consiste à respirer en écartant bien les côtes. Lorsqu'on inspire, l'accordéon se déploie latéralement ; lorsqu'on expire, il se replie.

Expiration. Selon la méthode de l'expulsion percutante, expirez en émettant 5 fois le son « ch », sur 5 temps.

À RETENIR

La méthode de l'expulsion percutante repose sur une expiration forcée, effectuée à l'aide des abdominaux et ce, par courtes et énergiques expulsions d'air.

En marquant toujours le rythme avec les mains, tenez la posture pendant 10 cycles respiratoires (chacun composé de 5 temps pour l'inspiration et de 5 pour l'expiration), soit 100 temps au total.

Conseils

- N'oubliez pas que cet exercice doit faire travailler les muscles de l'abdomen et non ceux de la nuque. Pour solliciter les uns au maximum tout en épargnant les autres, vous devez vous soulever suffisamment du tapis.

- Veillez à bien appuyer le bas du dos sur le tapis à l'aide du Creusement abdominal, en particulier lors de l'expiration. Dans le même temps, maintenez la position neutre de votre bassin, en gardant le coccyx collé au sol.
- Allongez les bras au maximum en étirant les doigts. Pensez à faire partir leur mouvement des muscles de votre dos, en tirant toujours les omoplates vers le bas.
- Si vous avez mal au cou, arrêtez l'exercice. Placez une main derrière votre nuque pour la soutenir et changez de main au bout de 50 temps.
- Ne perdez pas la Posture abdominale ; à chaque expiration, accentuez l'incurvation de vos abdos supérieurs.

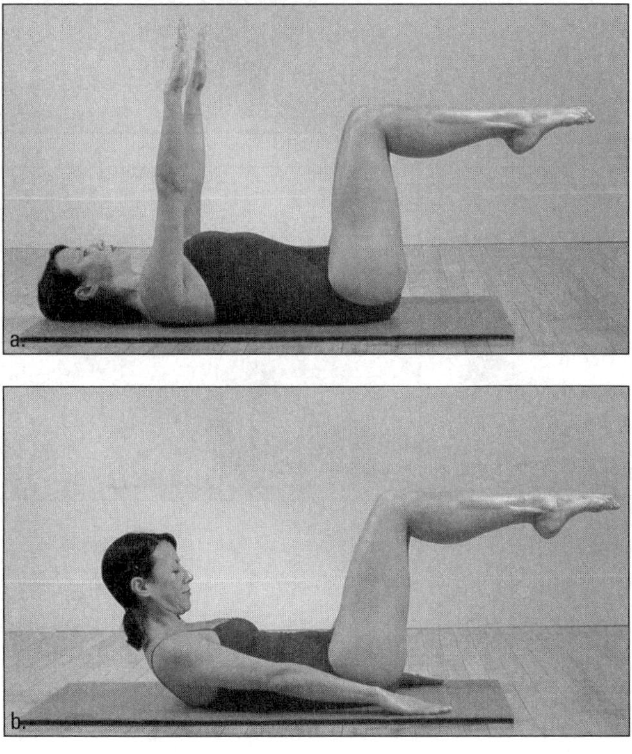

Figure5-3 : Centaine, niveau débutant.

Point d'équilibre / Préparation au Teaser

Après la Centaine, revenez en terrain connu en effectuant le Point d'équilibre, vu au chapitre précédent. La figure 5-4 vous rafraîchira la mémoire. Effectuez cet exercice 6 fois.

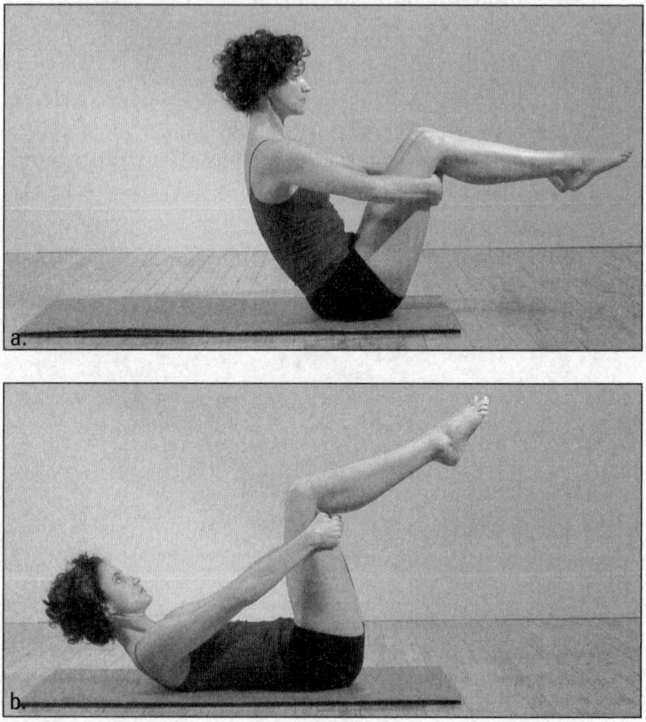

Figure 5-4 : Point d'équilibre.

Demi-Chandelle

La Demi-Chandelle, décrite dans le chapitre 4, est rappelée dans la figure 5-5. Exécutez-la 9 fois.

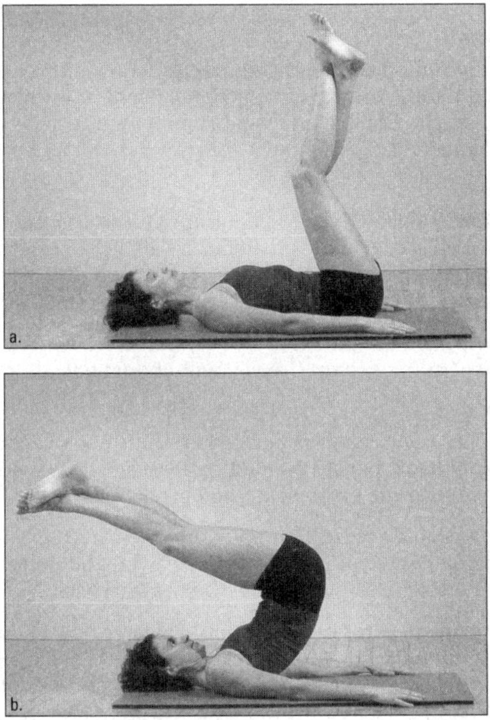

Figure 5-5 : Demi-Chandelle.

Roulade

La Roulade combine la Demi-Chandelle et le Point d'équilibre. Exigeant force et maîtrise du mouvement, c'est une façon amusante de se masser le dos, de trouver son centre abdominal et d'apprendre à dérouler ses vertèbres une à une.

La Roulade présentée ici est presque identique à la variante décrite dans le chapitre 5, en plus difficile. Seul diffère le placement des mains, qui retiennent les genoux. La position étant plus ramassée, on a tendance à rouler plus vite. Pour contrôler le mouvement, il faut donc solliciter davantage ses abdominaux profonds.

Préparation

Commencez en position assise bien droite, comme au début du Point d'équilibre. Vous avez les jambes fléchies, les pieds soulevés du sol. Chacune de vos mains retient le genou correspondant.

Exécution

Inspiration. Roulez en arrière pour adopter la posture de Demi-Chandelle, en soulevant les hanches à l'aide du Creusement abdominal. Roulez sur le dos comme dans la figure 5-6. Pour monter encore plus haut, contractez les fessiers.

Expiration. Revenez au Point d'équilibre, en freinant le mouvement au moyen du Creusement abdominal.

Conseils

- En déroulant chacune de vos vertèbres sous l'action de vos abdominaux, pensez à l'effet de massage dorsal que le mouvement de va-et-vient vous procure.
- Tirez parti de votre élan pour rouler en arrière, mais sachez contrôler votre mouvement grâce à vos abdominaux, lorsque vous atteignez la position de Demi-Chandelle.
- Évitez de heurter bruyamment le sol avec votre dos, en particulier lors du mouvement de retour. Si cela se produit, ralentissez. Mobilisez vos abdos pour incurver votre région lombaire, ce qui amortit le mouvement.
- Ne poursuivez pas le mouvement jusqu'à rouler sur la nuque. Si vous n'avez pas de problèmes de cervicales, il serait dommage d'en souffrir désormais !

Variante

La roulade devient plus difficile lorsqu'on se replie davantage sur soi-même. Pour cela, tenez vos chevilles. L'exercice est alors principalement axé sur la force abdominale et sur la maîtrise du mouvement, plutôt que sur le déroulement articulé des vertèbres et sur le massage du dos.

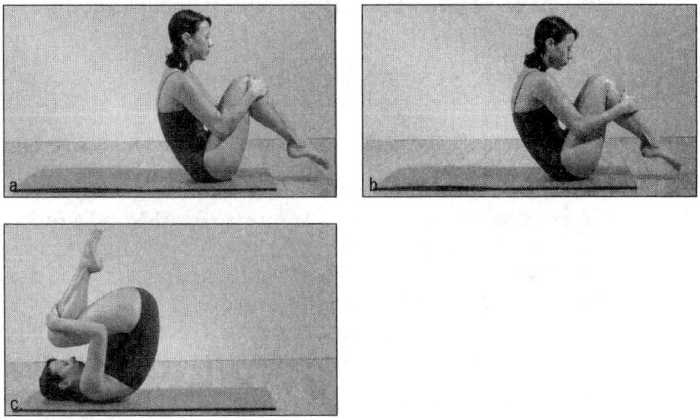

Figure 5-6 : Roulade.

Extension d'une jambe

Voici l'un des exercices de stabilisation du torse les plus fondamentaux de la méthode Pilates. Comme on ne tend qu'une jambe à la fois, il n'est pas trop difficile de garder l'équilibre.

À RETENIR

Les exercices de stabilisation du torse consistent à garder celui-ci immobile tandis qu'on exécute des mouvement des bras et/ou des jambes.

Préparation

Pour faire la transition avec la Roulade, ramassez-vous en boule en tenant vos genoux avec vos mains. Commencez à rouler lentement sur votre colonne vertébrale, en repoussant les genoux pour faire contrepoids. Descendez en Posture abdominale, en gardant la maîtrise de votre mouvement. Dans le même temps, approchez un genou de votre poitrine pendant que vous tendez l'autre jambe, pour la placer à un angle d'environ 45° par rapport au sol (plus elle est bas, plus l'exercice est difficile). Posez la main extérieure sur la cheville de la jambe qui reste pliée et la main intérieure sur son genou, afin d'assurer son alignement correct. Si ce placement des mains vous paraît compliqué, limitez-vous pour le moment à tenir à deux mains le genou fléchi, sans forcer.

Exécution

Inspiration. À chaque inspiration, changez 2 fois de jambe, en saisissant toujours la cheville de la première jambe fléchie avec la main extérieure et son genou avec la main intérieure, comme illustré dans la figure 5-7.

Expiration. À chaque expiration, changez 2 fois de jambe, en changeant de même le placement des mains.

Renouvelez l'opération pendant 8 cycles respiratoires.

Conseils

- N'oubliez pas que cet exercice est destiné à muscler vos abdominaux, et non votre cou. Pour faire travailler les uns au maximum tout en évitant les tensions de la nuque, vous devez tenir la tête suffisamment haut.
  À chaque expiration, pensez à creuser le ventre pour maintenir celle-ci en bonne position.
- Veillez à ne pas retomber sur le sol en relâchant la Posture abdominale. À chaque expiration, accentuez le Creusement abdominal.
- Si votre nuque vous fait mal, interrompez l'exercice. Faites une pause, la tête sur le tapis, puis reprenez.

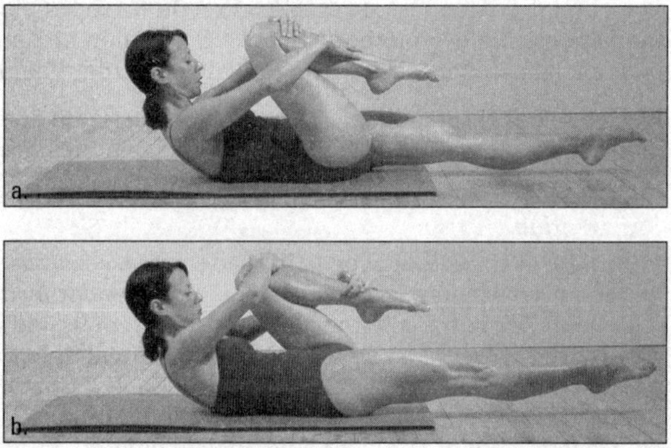

Figure 5-7 : Extension d'une jambe.

Envol du cygne

Dans cette série, l'Envol du cygne est le seul exercice à comprendre une extension du dos (voir l'encadré « Pourquoi les mouvements d'extension sont-il aussi importants ? »). Il a pour effet de renforcer les muscles dorsaux, ceux de la nuque et les fessiers. Il mérite de s'insérer dans votre programme quotidien, car il compense les conséquences négatives des mouvements en position penchée en avant.

Préparation

Couchez-vous à plat ventre, le front sur le tapis. Vous avez les coudes pliés à côté du thorax et les mains posées près des oreilles, paumes vers le bas. Abaissez les talons l'un vers l'autre afin d'ouvrir les hanches et donc aussi les jambes. Il n'est pas gênant de laisser entre celles-ci une distance confortable. Si vous avez les hanches étroites, rien ne vous interdit non plus de garder les cuisses jointes.

Décollez le nombril du tapis – comme s'il fallait glisser une feuille de papier sous votre ventre – et appuyez l'os pubis sur le sol, en serrant les fessiers. Votre centrale énergétique est maintenant en action !

Exécution

Inspiration. Maintenez la position.

Expiration. Rentrez le ventre, contractez les fessiers et décollez peu à peu le torse, en partant des épaules. Votre tête se soulève doucement du tapis (figure 5-8a). Gardez la nuque allongée.

Imaginez qu'une fourmi passe sur le sol, sous votre tête. Pour la suivre du regard tandis qu'elle s'éloigne devant vous, soulevez le haut du dos et la tête du tapis.

Inspiration. Gardez cette position, baptisée Petit Cygne. Pour évaluer votre force, décollez les mains du tapis. Pour tirer un bénéfice de cet exercice, il n'est pas nécessaire de monter très haut. Décollez maintenant le ventre du tapis, tout en rentrant le nombril. Veillez à garder les jambes au sol !

Expiration. Revenez en position de départ.

Inspiration. Maintenez cette posture.

Expiration. Une fois encore, creusez le ventre et contractez les fessiers. Montez maintenant un peu plus haut. Pour mieux vous propulser, placez les avant-bras devant vous. Votre position (figure 5-8b) rappelle celle d'un sphinx. Comme le montre la figure 5-9, votre abdomen ne doit pas être en contact avec le tapis !

Inspiration. Gardez la position du sphinx.

Expiration. Tendez les bras en appuyant de vos mains sur le tapis. Pour protéger votre région lombaire, pensez, comme d'habitude, à rentrer le ventre et à contracter les fessiers (figure 5-8c). Si vous avez mal au creux des reins, éloignez vos mains par déplacements successifs.

Inspiration. Maintenez cette posture, appelée Grand Cygne.

Expiration. Redescendez sur le sol.

Si, en position de Grand Cygne, vous ressentez une gêne ou une compression importante au niveau des reins, abstenez-vous d'exécuter cette partie de l'exercice. Vous y reviendrez quand vos abdominaux et fessiers auront gagné en force.

En fin d'exercice, placez-vous en position de repos. Assis sur les talons, la colonne vertébrale arrondie, détendez-vous en position fœtale, illustrée dans la figure 5-10. Pour plus d'informations à ce sujet, lisez l'encadré « Ahhh… la position de repos ».

Conseils

- Tenez la tête droite. Votre nuque doit être allongée et robuste.
- Ne laissez pas le bas de votre dos s'affaisser. Votre centrale énergétique doit fonctionner à plein régime !

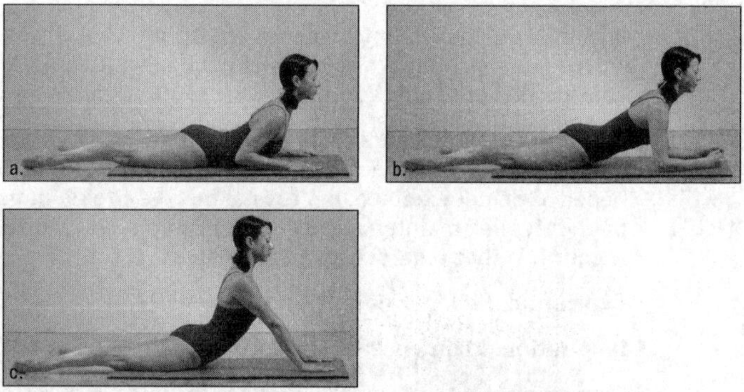

Figure 5-8 : Envol du cygne.

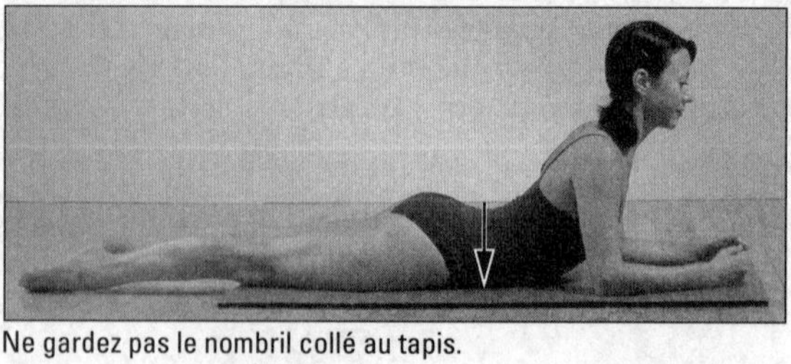

Figure 5-9 : Envol du cygne, position incorrecte.

Ne gardez pas le nombril collé au tapis.

Pourquoi les mouvements d'extension sont-ils aussi importants ?

Quand un exercice débute en position couchée à plat ventre, il y a de fortes chances qu'on doive ensuite arquer celui-ci en arrière, c'est-à-dire effectuer une extension du dos. Ce mouvement est très important à pratiquer car un grand nombre de gestes quotidiens, quand on y réfléchit, demandent de se pencher en avant, autrement dit, consistent à faire le contraire d'une extension. C'est logique, car nos yeux se trouvent de ce côté et nous réalisons nos actions avec les bras dirigés vers l'avant.

La plupart du temps, les affections chroniques du dos résultent de flexions avant répétées de la colonne vertébrale. Les lésions les plus aiguës surviennent en flexion. Les exercices en extension constituent un excellent moyen de contrebalancer nos flexions quotidiennes.

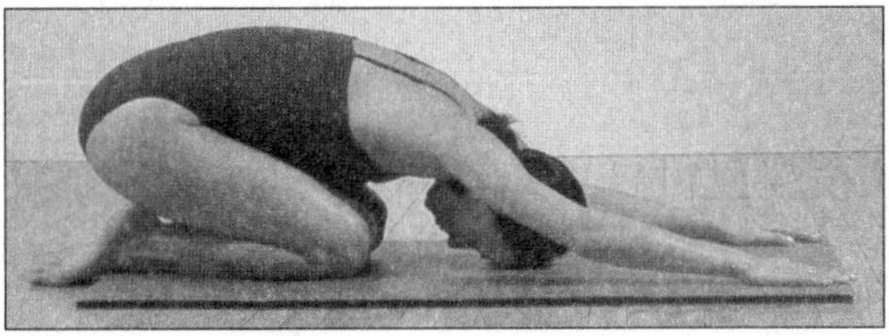

Figure 5-10 : Position de repos, pour vous détendre.

Ahhh... la position de repos

Pour se détendre le dos après un exercice d'extension comme celui de l'Envol du cygne, la position de repos, qui rappelle celle du fœtus, est idéale. Vos muscles dorsaux sont à la fois étirés et relâchés. Après ce genre d'exercice, qui les sollicite amplement, ils ont bien besoin d'une pause.

Incurvation descendante

Cet exercice est une variante, destinée aux débutants, d'un classique de la méthode Pilates, l'Incurvation ascendante. Il a pour objectif d'accroître la force abdominale et d'améliorer la flexibilité vertébrale.

Préparation

Assis bien droit, vous avez les pieds à plat sur le sol, écartés dans le prolongement de vos hanches et assez éloignés de votre tronc pour que vous soyez à l'aise. Tendez les bras en avant, comme dans la figure 5-11a. Pensez à les lever en faisant partir le mouvement du bas de votre dos.

IMAGE MENTALE

Pour vous agrandir au maximum, imaginez qu'un fil attaché sur l'arrière du sommet de votre crâne vous étire vers le ciel.

Exécution

Inspiration. Étirez-vous, en faisant partir le mouvement de la base du rachis.

Expiration. Commencez à incurver le bas de votre colonne en un mouvement descendant, que vous contrôlerez à partir du centre de votre corps
(figure 5-11b). Pensez à appliquer vos vertèbres une à une contre le tapis. Procédez ainsi, peu à peu, jusqu'à ce que vous soyez couché sur le tapis, bras étendus le long du corps (figure 5-11c).

Inspiration. Inspirez profondément, de façon à développer vos poumons au maximum.

Expiration. Levez la tête en pensant que vous serrez une mandarine sous votre menton. Tendez les bras en avant et mobilisez vos abdominaux profonds. Revenez en position assise en enroulant votre colonne vertébrale (figures 5-11d et 5-11e).

Inspiration. Pour clore l'exercice, effectuez une Superposition des vertèbres. Vous devez alors aboutir à votre position de départ, assis bien droit, les bras tendus vers l'avant. Vos épaules sont basses et décontractées (figure 5-11f).

Répétez ce cycle à 6 reprises.

Conseils

- Veillez à mobiliser vos abdominaux, qui doivent commander le mouvement.
- À la descente et à la montée, essayez de bien dérouler votre colonne vertébrale.
- Pour éviter les tensions, gardez la nuque allongée et décontractée.
- Ne bloquez pas votre souffle. Des cycles respiratoires longs et lents rendent les mouvements plus faciles.

Variante

Si cet exercice est trop difficile pour vous, que vous tombiez sans cesse en arrière ou ne parveniez pas à vous relever, tenez vos jambes avec vos mains. La force de vos bras vous aidera à maîtriser le mouvement et à revenir en position de départ.

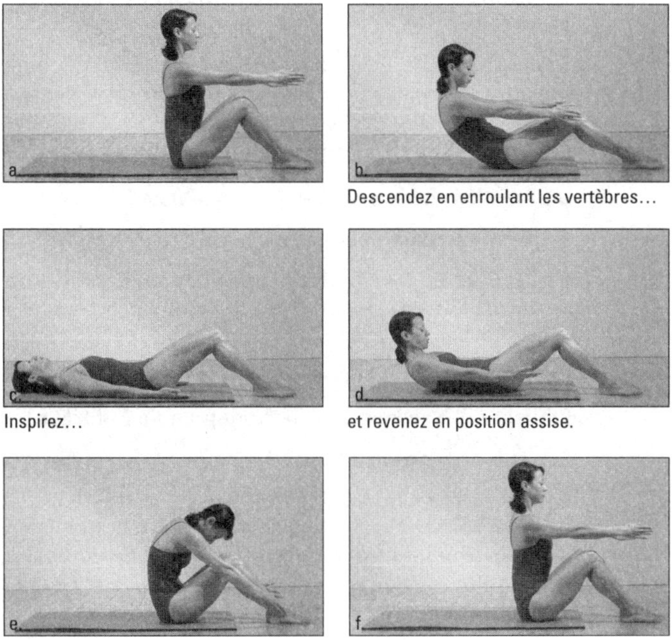

Descendez en enroulant les vertèbres…

Inspirez…

et revenez en position assise.

Figure 5-11 : Incurvation descendante.

Pont

Le Pont est excellent pour améliorer la stabilité du torse. Comme les autres exercices visant à ce résultat, il implique de garder cette partie vraiment immobile du début à la fin. Outre qu'il vous apprend à stabiliser votre centre corporel, il renforce les fessiers et l'arrière des jambes. Les kinésithérapeutes du monde entier y ont recours, car il est sans danger pour les personnes fragiles du dos.

Préparation

Couché sur le dos, fléchissez les genoux et posez vos pieds à plat, écartés dans une mesure égale à la largeur de vos hanches.

Cherchez pour vos pieds l'emplacement qui vous assure la position la plus confortable, ni trop loin ni trop près de vos fessiers (figure 5-12a). Vous devez pouvoir vous placer en Neutralité vertébrale sans difficulté.

Exécution

Inspiration. Inspirez à fond, en déployant vos poumons au maximum.

Expiration. Tout en gardant le torse bien à plat et immobile, appuyez les pieds sur le sol et contractez les fessiers pour décoller les hanches du tapis (figure 5-12b). Soulevez celles-ci assez haut pour que votre corps suive une ligne droite, des épaules aux genoux. Ne montez pas au point de ne plus voir ces derniers (la figure 5-14 indique ce qu'il ne faut pas faire).

Inspiration. Maintenez cette posture.

Expiration. En restant dans la position du Pont, veillez à solidariser étroitement thorax et abdomen. Serrez les fessiers et étirez l'avant du bassin.

Inspiration. Tenez la position.

Expiration. Revenez au sol en adoptant la Neutralité vertébrale.

Répétez l'opération 5 fois.

Pour faire transition avec l'exercice suivant et vous détendre le dos, approchez les genoux de votre poitrine. Une main sur chaque genou, revenez en position assise en enroulant la colonne vertébrale.

Variante

Voici une variante, dans laquelle on lève une jambe. Pour vérifier l'immobilité de vos hanches, posez les mains sur vos os iliaques. Adoptez la position du Pont puis, en phase d'inspiration, amenez un genou vers votre poitrine, tout en conservant une stabilité parfaite des hanches (figure 5-13). Celles-ci ne doivent ni s'affaisser ni se déplacer latéralement. En expirant, reposez le pied au sol.

Exécutez cette variante 8 fois, en changeant de jambe.

Conseils

- En position du Pont, votre torse doit être rectiligne, comme une planche. Essayez de ne pas arquer le dos.
- Lorsque vous êtes au sol, restez en situation de Neutralité vertébrale.
- Pour réduire les tensions au maximum, gardez la nuque allongée et décontractée.

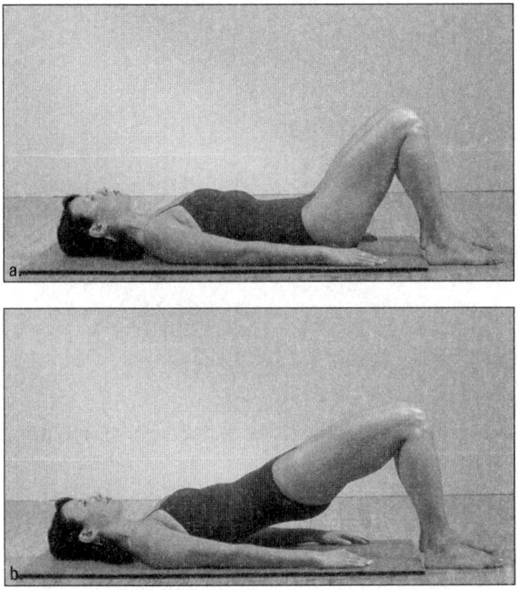

Figure 5-12 : Le Pont.

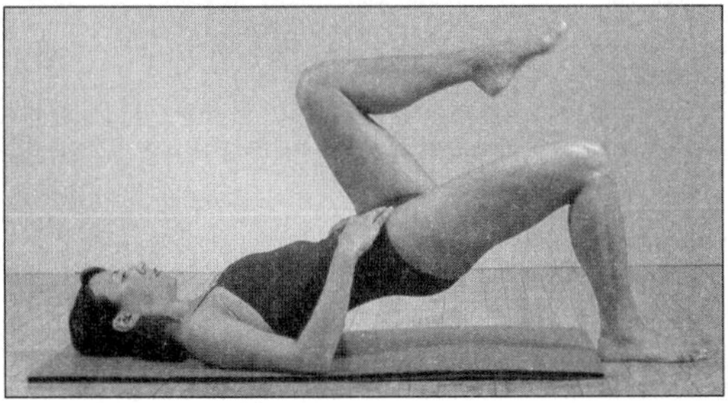

Figure 5-13 : Variante du Pont.

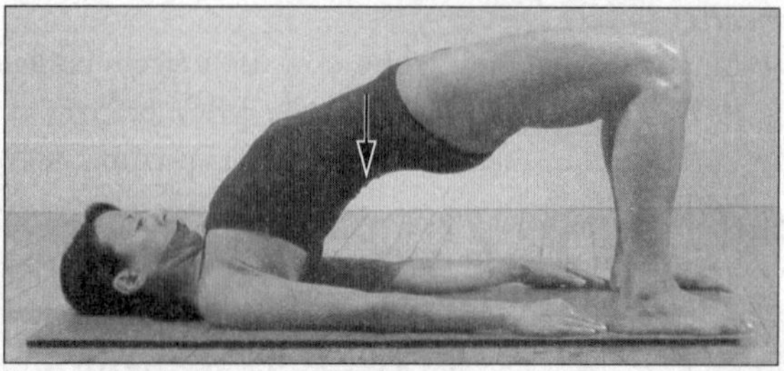

Figure 5-14 : Le Pont : ce qu'il ne faut pas faire.

N'arquez pas le dos.

Étirement dorsal avant

Toute votre colonne vertébrale va tirer profit de cet exercice, en particulier au niveau des dorsales et des cervicales.

Préparation

En position assise, étiré vers le haut, allongez les jambes en les écartant un peu plus que la largeur de vos hanches. Si vous ne pouvez à la fois vous tenir assis bien droit et tendre les jambes, en raison d'une raideur des mollets, par exemple, fléchissez-les.

Exécution

Inspiration. Grandissez-vous au maximum vers le haut, en faisant partir le mouvement du bas de votre colonne vertébrale. Fléchissez les pieds de façon à faire travailler les muscles de vos jambes. Tendez les bras en avant, dans le prolongement de vos épaules et paumes tournées vers le bas (figure 5-15a).

Expiration. Arrondissez le dos. Pour cela, commencez par creuser votre abdomen inférieur, puis rentrez les côtes et, enfin, inclinez le cou et la tête vers l'avant. Ce mouvement achevé, votre dos doit décrire un C. Vous avez toujours les bras tendus en avant (figure 5-15b).

Pour réaliser ce mouvement, pensez que votre torse doit passer par-dessus un petit tonneau.

Inspiration. Superposez vos vertèbres, une à une.

Expiration. Terminez l'exercice dans la position de départ, assis bien droit, les bras tendus en avant. Vos épaules sont tenues basses et relâchées.

Répétez l'opération 3 fois.

Conseils

- Veillez à bien faire débuter l'enroulement de votre colonne vertébrale par votre abdomen inférieur.
- Ne vous limitez pas à vous voûter : l'incurvation de votre dos doit s'étendre à la région lombaire.
- Ne commencez pas par la tête. Dans le mouvement descendant comme dans la Superposition des vertèbres, c'est elle qui termine l'action.

Variantes

Si vos muscles ischiojambiers (arrière des jambes) tirent, pliez les genoux ou asseyez-vous sur un coussin. Pour vous entraîner à la Superposition des vertèbres (cette lettre de l'alphabet est étudiée au chapitre 3), vous pouvez aussi effectuer cet exercice contre un mur.

À RETENIR

Flexion / extension du pied

La flexion dorsale ou dorsiflexion de la cheville, du pied et des orteils consiste à plier ceux-ci vers le haut. Ce mouvement fait travailler les muscles fléchisseurs du pied, responsables, dans une large mesure, de l'alignement correct du pied et de la cheville lors de la marche.

À l'inverse, la flexion plantaire ou extension éloigne les orteils et le cou de pied de la jambe. Cette action a pour effet de renforcer les muscles fléchisseurs situés derrière le mollet et sous le pied. Ils contribuent eux aussi à l'alignement de la cheville et du pied, aident à garder l'équilibre lorsqu'on marche sur la pointe des pieds et apportent la force nécessaire à des mouvements plus dynamiques, comme la course ou le saut.

Lorsqu'on ajoute une flexion ou une extension du pied à un exercice, on y fait participer les muscles du pied et du mollet. Les danseurs, chez qui il s'agit d'une pratique constante, ont des pieds et des chevilles très robustes. Les muscles qu'ils ont développés au niveau des pieds et des mollets leur permettent de tenir en pointes ou en demi-pointes.

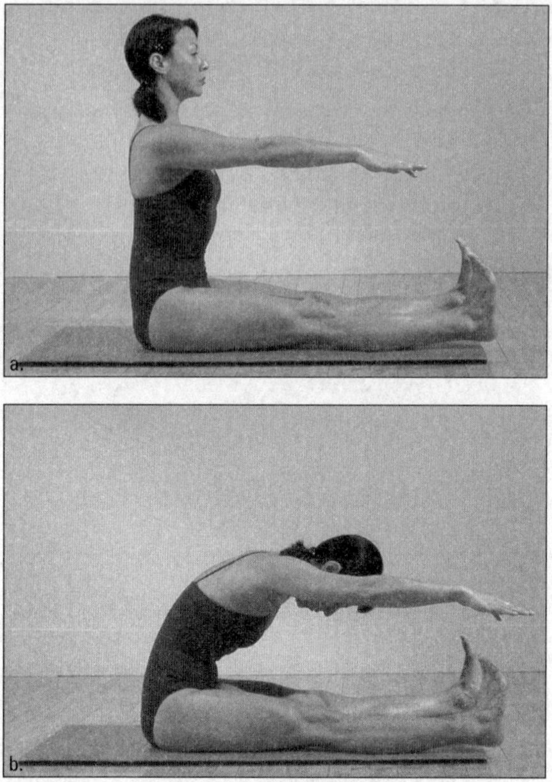

Figure 5-15 : Étirement dorsal avant.

Battements en position latérale

Les battements de jambe effectués, dans cet exercice, en position couchée sur le côté, sont excellents pour la stabilisation. Ils incitent à contrôler le mouvement à partir de l'abdomen et musclent les cuisses comme les fessiers. Le but du jeu n'est pas de lancer le pied le plus loin possible, mais de garder le reste du corps aussi immobile que possible tandis qu'on déplace la jambe.

Préparation

Couché sur le côté, placez vos jambes en Première position, légèrement en avant du tronc et les genoux un peu ouverts. Posez la tête sur la main, coude plié en appui sur le sol. L'autre bras est fléchi, paume à plat sur le tapis pour assurer votre stabilité (figure 5-16a).

Exécution

Inspiration. Fléchissez le pied en envoyant la jambe, tenue droite, devant vous (figure 5-16a).

Expiration. Balancez la jambe cette fois vers l'arrière, en pointant le pied. Pour garder l'équilibre, contractez les fessiers et rentrez le ventre.

Répétez l'exercice 10 fois de chaque côté.

Conseils

- Pour éviter d'osciller, surtout quand vous projetez la jambe en arrière, faites porter votre poids sur votre main, paume appuyée au sol.
- Veillez à allonger la nuque, sans crisper le cou.
- Gardez vos épaules sur un même plan vertical, et de même pour vos hanches.

Variante

PLUS DIFFICILE

Gardez la position couchée sur le côté mais, au lieu de vous appuyer sur une main, passez vos deux mains derrière votre tête, comme dans la figure 5-17. Pour conserver votre stabilité, mobilisez la force de votre centre corporel.

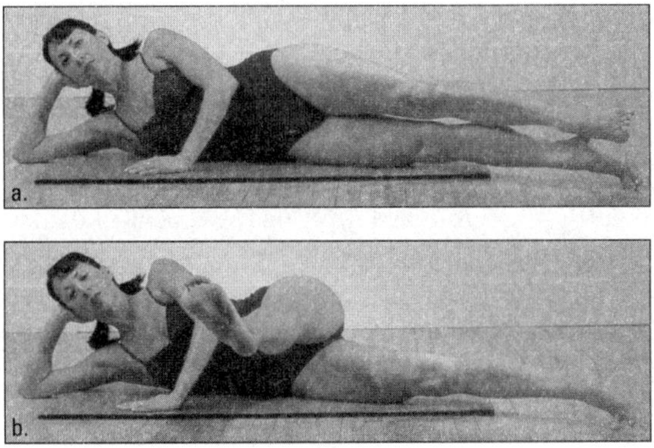

Figure 5-16 : Battements en position latérale.

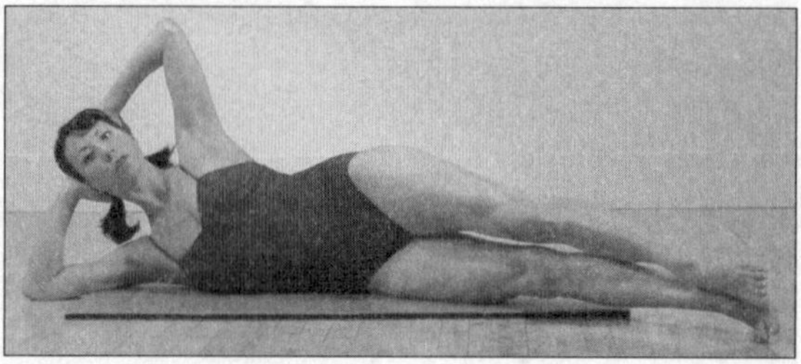

Figure 5-17 : Battements en position latérale, variante plus difficile.

Étirement dorsal sexy (débutant)

C'est une petite élève de huit ans, à qui j'enseignais la danse, qui qualifia cet exercice de « sexy » car il se termine dans une pause plutôt lascive, qui ne déparerait pas la couverture de certains magazines. Quoi qu'il en soit, il étire à merveille la colonne vertébrale et la poitrine.

L'Étirement dorsal sexy comporte une rotation du rachis, mouvement déconseillé aux personnes atteintes d'une hernie discale. Si vous en souffrez, procédez avec précaution. À la moindre sensation désagréable, abstenez-vous de poursuivre.

Préparation

Couchez-vous sur le dos, cuisse gauche à la verticale, le genou formant un angle droit avec le sol. Votre jambe droite est tendue par terre, dans le prolongement de votre corps (figure 5-18a).

Exécution

Inspiration. Inspirez à fond.

Expiration. Croisez la jambe gauche par-dessus votre corps afin que votre genou touche le sol. Saisissez celui-ci dans votre main droite pour en assurer la stabilité et pour accentuer l'étirement (figure 5-18b).

Si votre buste manque de souplesse, votre genou n'a aucune chance d'atteindre le sol et votre épaule gauche va se soulever du tapis, mais cela n'a pas d'importance. Ce qu'il faut, c'est équilibrer la distance qui sépare votre épaule du tapis et celle qui sépare le genou du sol.

Inspiration. Faites glisser votre bras gauche sur le sol en décrivant un arc de cercle qui s'achève au niveau de votre oreille. Quand votre bras approche de votre tête, laissez-vous rouler dans le sens de son mouvement. Vous vous trouvez maintenant couché sur le côté (figure 5-18c).

Expiration. Faites repartir votre bras en sens inverse et roulez de nouveau sur le dos. Pour obtenir un étirement maximal de la poitrine, appuyez bien le glissement du bras au sol.

Vous avez maintenant le bras gauche perpendiculaire au tronc, tandis que le droit tient toujours votre genou gauche. Restez dans cette position en respirant profondément. Sentez l'effet d'étirement qui s'accentue.

N'effectuez cet exercice qu'une fois de chaque côté.

Conseils

- Quand vous déplacez votre bras au sol, faites-le peser lourdement afin d'étirer votre poitrine au maximum.
- Si vous sentez une compression, un pincement ou une douleur intense dans le bas du dos, ne poursuivez pas l'exercice.

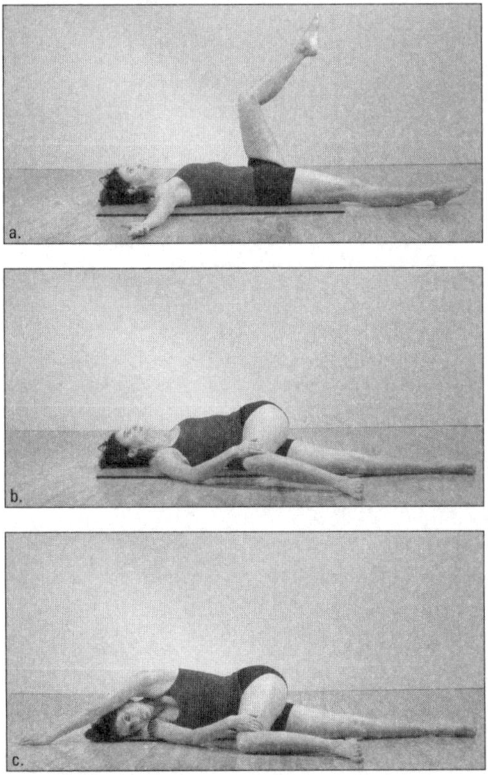

Figure 5-18 : Étirement dorsal sexy.

Chapitre 6

Encore plus fort : exercices au sol de niveau intermédiaire

Dans ce chapitre :

- Le passage aux séries de niveau intermédiaire
- Un travail centré sur les abdominaux et les fessiers

Les exercices décrits dans ce chapitre sollicitent davantage les fessiers et les abdominaux. Vos progrès dans le travail au sol vous permettront d'en ajouter de plus difficiles à votre répertoire, que vous alternerez avec d'autres, plus élémentaires.

À RETENIR

Avez-vous suivi mes recommandations, en abordant Pilates par la préparation indiquée au chapitre 4, puis par les exercices de niveau débutant décrits au chapitre 5 ? Bravo ! Si vous maîtrisez ces deux premières séries, vous êtes prêt à vous attaquer à celles du présent chapitre.

La nouveauté de cette série réside dans deux difficultés supplémentaires :

- Plus longue, et comprenant davantage d'exercices, elle nécessite qu'on lui consacre plus de temps. Comptez 25 à 35 minutes, une fois que vous serez familiarisé avec elle.
- Les exercices sont, en soi, plus ardus. Ils exigent un surcroît d'effort abdominal, de coordination et de concentration.

À RETENIR

Les exercices de la méthode Pilates sont conçus pour être effectués non pas isolément, mais à la suite les uns des autres. Chacun succède avec cohérence au suivant. Pour en obtenir un bénéfice maximal, il convient de respecter l'ordre dans lequel je les présente.

Par conséquent, prenez soin de les enchaîner en toute fluidité, sans vous interrompre après chacun. Au fur et à mesure de vos progrès, essayez d'effectuer cette transition de vous-même, en reposant moins sur mes instructions. Cela rendra votre travail plus stimulant et plus dynamique.

Bien qu'ils ne fassent pas partie intégrante de la série intermédiaire, je vous recommande de commencer celle-ci par les Enroulements du coccyx, suivis des Enroulements dorsaux. Décrits dans le chapitre 4, ceux-ci vous sont familiers, si vous avez respecté l'ordre des exercices. Ils sont particulièrement recommandés lorsqu'on n'a fait aucun échauffement.

Séries présentées dans ce chapitre

Voici la liste des exercices qui composent ce chapitre. Si vous avez suivi les séries précédentes dans l'ordre, vous devez déjà en maîtriser certains. J'indique entre parenthèses le chapitre où ils apparaissent pour la première fois. Les autres exercices sont nouveaux.

- Centaine, niveau intermédiaire
- Incurvation ascendante
- Roulade (chapitre 5)
- Extension d'une jambe (chapitre 5)
- Extension des deux jambes
- Rotation croisée
- Ciseaux
- Roulade jambes en V
- Battements arrière d'une jambe
- Battements arrière des deux jambes
- Battements en position latérale
- Teaser, variante
- Phoque

Centaine, niveau intermédiaire

Cet exercice convient à merveille pour améliorer la stabilité du torse ainsi que la force abdominale. Vous risquez toutefois de peiner à garder la tête décollée du sol pendant la centaine de temps à laquelle il doit son nom. Si votre cou vous fait mal, ne persistez en aucun cas. La rubrique « Conseils » vous indiquera comment le protéger. Quand votre région cervicale et vos abdominaux se seront consolidés, cette douleur ne sera plus qu'un souvenir.

Les jambes, fléchies au niveau débutant, sont maintenant tendues. Leur poids s'ajoutant à la charge supportée par le torse, les abdos doivent déployer un surcroît d'effort.

À RETENIR

Pour ce qui concerne le mode respiratoire, cet exercice fait appel à l'accordéon et à l'expulsion percutante. Dans le premier, l'inspiration ouvre latéralement le thorax, comme un accordéon qui se déploie, puis l'expiration le referme. Quant à l'expulsion percutante, elle consiste à expirer de manière forcée, en utilisant les abdominaux. Pensez à rejeter l'air de vos poumons par à-coups énergiques.

Préparation

Couchez-vous sur le dos, genoux fléchis à 90° et pieds en l'air. Vos cuisses sont jointes et vos bras étendus le long de votre corps.

Exécution

Inspiration. Tendez les bras en l'air, les paumes en direction de vos pieds, comme dans la figure 6-1a.

Expiration. Ramenez vos bras, toujours tendus, vers le sol, puis soulevez la tête et placez-vous en Posture abdominale, les épaules juste décollées du tapis (cette position est décrite en détail au chapitre 3). Dans le même temps, tendez les jambes vers le haut, comme dans la figure 6-1b.

À RETENIR

Observez qu'il ne suffit pas d'abaisser les bras au sol : ceux-ci doivent rester tendus.

IMAGE MENTALE

En vous plaçant en Posture abdominale, imaginez que vous tenez une mandarine sous votre menton. Laisser cet espace vous évitera un excès de tension dans le cou.

Gardez les jambes en Première position (voir l'alphabet énoncé au chapitre 3), hanches légèrement ouvertes et cuisses jointes. De la paume des mains, vous tapez doucement sur le sol, suivant un rythme soutenu.

Inspiration. Inspirez profondément en 5 temps (en marquant le tempo avec les mains), selon la méthode de l'accordéon.

Expiration. Expirez en 5 temps, selon la méthode de l'expulsion percutante (autrement dit, émettez 5 fois le son : « ch »).

En marquant toujours le rythme avec les mains, tenez la posture pendant 10 cycles respiratoires (chacun composé de 5 temps pour l'inspiration et de 5 pour l'expiration), soit pendant 100 temps.

Reposez la tête sur le tapis et ramenez vos genoux sur votre poitrine, pour vous détendre le dos. Placez les bras le long de votre corps afin d'enchaîner avec l'Incurvation ascendante.

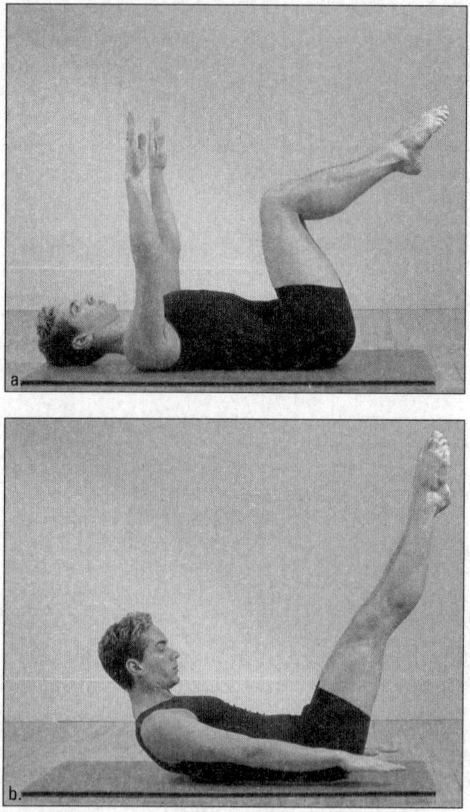

Figure 6-1 : Centaine, niveau intermédiaire.

Conseils

- Cet exercice doit faire travailler vos abdos, et non votre cou. Pour maximiser l'effort des uns sans crisper l'autre, gardez la tête à hauteur suffisante.
- Utilisez le Creusement abdominal pour appuyer les lombaires au sol, en particulier en phase d'expiration.
- Tendez bien les bras jusqu'au bout des doigts et essayez de faire partir leur mouvement de vos omoplates.
- Si vous sentez votre cou se crisper, ne gardez pas la position. Placez une main derrière la nuque pour la soutenir ; changez de main au bout de 50 temps.
- Évitez de retomber au sol et de perdre la Posture abdominale ; à chaque expiration, creusez le ventre.

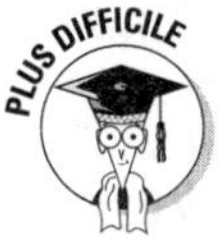

Pour « corser » la Centaine, abaissez les jambes de sorte qu'elles forment un angle à 45° au-dessus du sol. Veillez à garder le bas du dos collé au tapis. Pour cela, creusez les abdominaux et contractez les fessiers.

Incurvation ascendante

L'Incurvation ascendante est plus difficile que l'Incurvation descendante que vous avez réalisée dans la série présentée au chapitre 5 à l'intention des débutants. Vous devez maîtriser cette dernière avant de passer à ce nouvel exercice.

Comme l'Incurvation descendante, l'Incurvation ascendante développe la force abdominale ainsi que la souplesse de la colonne vertébrale.

Voici pourquoi cette nouvelle version demande plus d'efforts que la précédente :

- On commence avec les jambes non pas fléchies mais tendues. Pour enrouler la colonne vertébrale, les abdos doivent donc travailler plus dur.
- Dans l'Incurvation descendante, on garde les bras le long du corps. Ici, il sont tendus vers l'avant. C'est une charge de plus pour les abdominaux.

Préparation

Couchez-vous sur le dos, les bras étendus derrière la tête et les jambes allongées en Première position.

Exécution

Inspiration. Inspirez à fond. Tendez bras et jambes en direction opposée, comme quand vous vous étirez le matin (figure 6-2a).

Expiration. Levez les bras, paumes tournées vers l'avant. Quand ils arrivent à la verticale, soulevez la tête en tenant une mandarine imaginaire sous le menton. Serrez les fessiers et les cuisses. Creusez les abdominaux pour commencer à enrouler votre colonne vertébrale (figure 6-2b).

Inspiration. Étirez-vous en avant tout en creusant le ventre (figure 6-2c).

Expiration. Commencez à dérouler votre colonne vertébrale dans le sens descendant, en contractant les fessiers et en serrant les cuisses. Votre dos suit la forme d'un grand C. Contrôlez le mouvement à partir du centre de votre corps. Pour cela, enfoncez le nombril en direction du rachis (figure 6-2d). Pensez à appuyer vos vertèbres l'une après l'autre sur le tapis. Descendez ainsi toute votre colonne, pour terminer à plat dos, bras tendus derrière la tête. Ensuite, repartez dans l'autre sens.

Effectuez ce cycle 6 fois. À la fin, étendez les bras le long de votre corps. Fléchissez les genoux et montez-les vers votre poitrine, en les tenant à deux mains. Basculez en position assise afin d'enchaîner avec la Roulade.

Conseils

- Concentrez votre effort sur vos abdominaux.
- Essayez autant que possible d'enrouler et de dérouler vos vertèbres une à une.
- Décrispez le haut du corps ; gardez la nuque allongée et relâchée.
- Lorsque vous remontez, tenez les pieds et les jambes collés au sol.

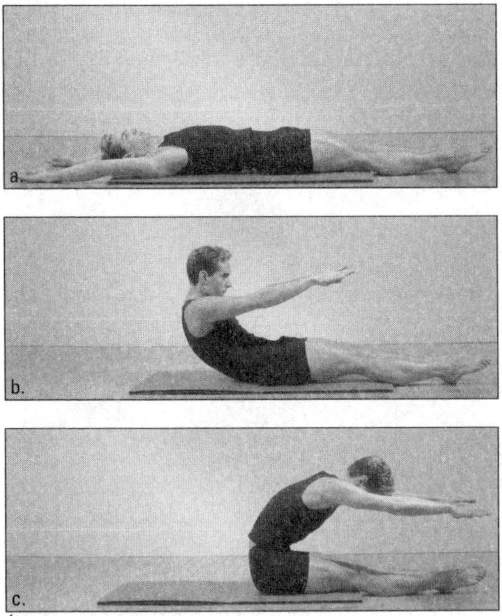

Étirez-vous vers l'avant...

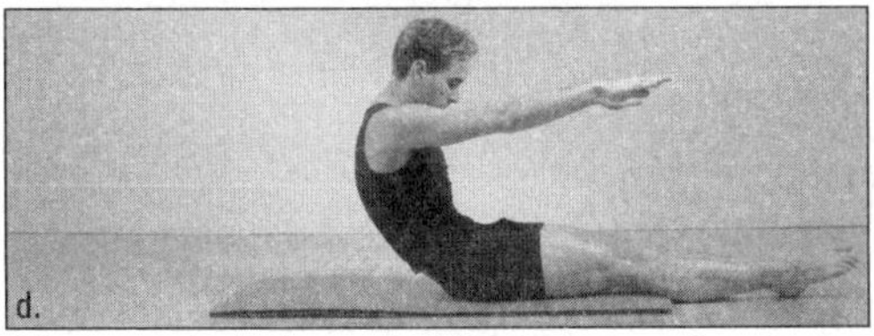

Figure 6-2 : Incurvation ascendante.

puis descendez le dos en contrôlant votre mouvement.

Roulade

Arrivé à ce stade de la série, exécutez la même Roulade qu'au niveau débutant. Celle-ci est décrite dans le chapitre 5 et illustrée dans la figure 6-3.

Répétez l'exercice 6 fois puis revenez doucement en Posture abdominale. Gardez alors un genou plié près de la poitrine, en le maintenant de la main intérieure tandis que l'autre tient la cheville. Tendez l'autre jambe. Vous voilà prêt pour l'exercice suivant, l'Extension d'une jambe.

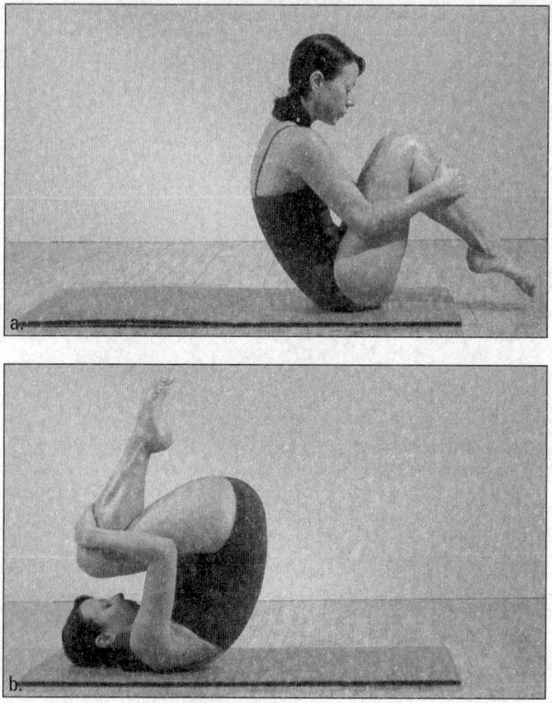

Figure 6-3 : Roulade.

Extension d'une jambe

Après la Roulade, enchaînons avec l'Extension d'une jambe, décrite dans le chapitre 5 et illustrée dans la figure 6-4. Renouvelez l'exercice 20 fois, en changeant de côté.

Passez ensuite à l'Extension des deux jambes. Pour cela, montez les deux genoux contre votre poitrine, en les tenant chacun dans une main.

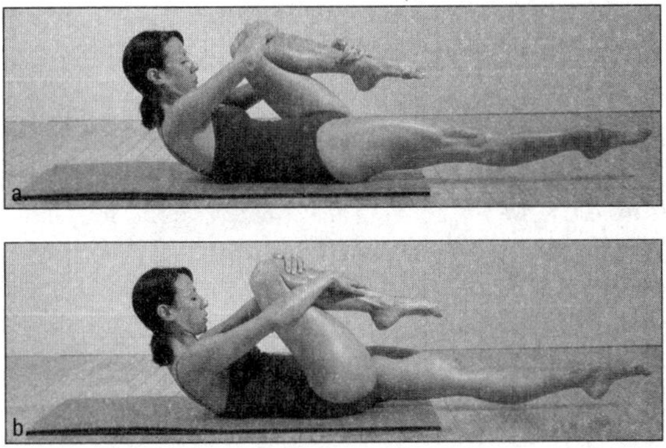

Figure 6-4 : Extension d'une jambe.

Extension des deux jambes

L'Extension des deux jambes est beaucoup plus difficile que l'exercice précédent. Non seulement vous devez soutenir deux jambes à la fois au lieu d'une, mais vos bras viennent eux aussi compromettre votre équilibre. Il faut donc déployer un important effort abdominal et faire votre maximum pour conserver la stabilité de votre torse supérieur et inférieur.

À RETENIR

Les exercices visant à la stabilité du torse consistent à garder celui-ci immobile tandis que les bras et/ou les jambes sont en mouvement.

ATTENTION !

Le maintien d'une stabilité absolue du torse prime sur l'étirements des jambes. Veillez à ne pas arquer le dos, tout en creusant le ventre au maximum. Si vous sentez un tiraillement au niveau lombaire, c'est parce que vous descendez les jambes trop bas, ce qui signifie que vos muscles abdominaux n'en supportent pas le poids. Vous risquez de vous blesser le dos, alors, remontez les jambes !

Préparation

Couchez-vous sur le dos, genoux ramenés contre la poitrine, tenus chacun par une main. Placez-vous en Posture abdominale (figure 6-5a).

Exécution

Inspiration. Ouvrez bras et jambes en V, les bras contre les oreilles et les jambes à angle de 45° avec le sol. Gardez le bas du dos en contact avec le tapis en tenant la Posture abdominale et en contractant les fessiers (figure 6-5b). Tenez cette position une seconde, en prenant conscience de votre équilibre.

Expiration. Revenez en position de départ, genoux ramenés sur la poitrine et ventre rentré.

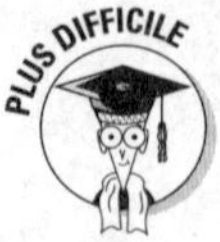

Pour faire travailler un peu plus les abdominaux inférieurs, il est possible d'achever cet exercice par un début de Demi-Chandelle (voir chapitre 4), sans toutefois pousser le mouvement jusqu'au bout.

Répétez les opérations 6 fois. À la dernière, tenez vos genoux et posez la tête sur le tapis. Placez les mains derrière la tête pour enchaîner sur la Rotation croisée.

Conseils

- Pendant que vos bras et jambes se trouvent en extension, veillez à garder l'abdomen rentré.
- Ne laissez pas votre tête et vos épaules retomber, en perdant la Posture abdominale. Pour contrecarrer cette tendance, concentrez-vous sans cesse sur votre travail abdominal.
- Si vous avez mal au cou, interrompez l'exercice. Reposez votre tête sur le tapis. Faites une pause puis reprenez.
- Arrêtez, de même, si vous ressentez une douleur lombaire. Adoptez alors une variante de l'exercice : effectuez celui-ci en tenant les jambes à la verticale jusqu'à ce que vous ayez gagné en force abdominale.

Variante

Plus on tient les jambes à faible hauteur, plus les abdominaux doivent redoubler d'efforts pour garder le bas du dos collé au sol. N'essayez d'abaisser les jambes que jusqu'au point où cela vous est possible sans vous cambrer.

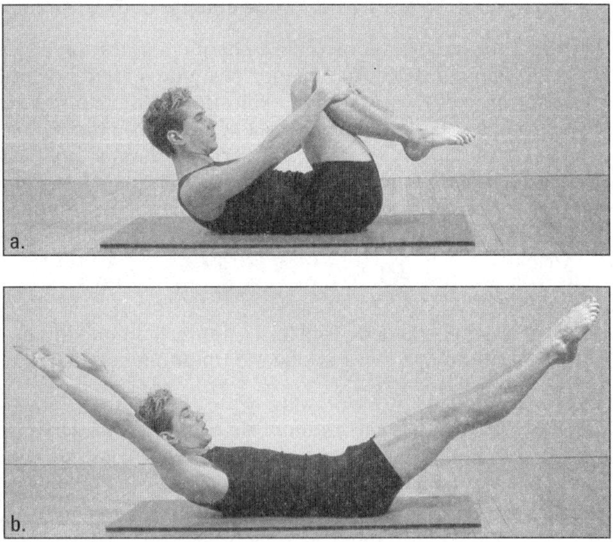

Figure 6-5 : Extension des deux jambes.

Rotation croisée

La Rotation croisée, semblable à l'Extension d'une jambe, y ajoute une rotation du buste, destinée à renforcer les muscles obliques de l'abdomen.
Si cet exercice est trop ardu pour vous, remplacez-le par l'Extension d'une jambe, déjà effectuée dans cette série.

Préparation

Placez les mains derrière la tête et mettez-vous en Posture abdominale, genoux en l'air et fléchis.

Exécution

Inspiration. Avec un coude, touchez le genoux opposé, comme dans la figure 6-6. Dans le même temps, tendez l'autre jambe dans le prolongement de votre corps. Changez ensuite de côté. Pour cela, songez à décoller l'omoplate du tapis, afin de faire partir le mouvement de vos muscles dorsaux. Ne laissez pas retomber votre Posture abdominale.

Expiration. Faites 1 rotation de chaque côté à chaque expiration.

Effectuez ainsi 1 aller-retour à chaque inspiration et 1 autre à chaque expiration. Renouvelez ces mouvements pendant 8 cycles respiratoires (inspiration – expiration). Pour finir, ramenez les genoux sur la poitrine et posez la tête sur le tapis. Étirez vos jambes, puis levez-en une à la verticale tandis que l'autre reste tendue au sol. Tenez à deux mains celle qui est en l'air, en les plaçant aussi loin que possible. Dans le même temps, adoptez la Posture abdominale. Cela vous permet d'enchaîner avec les Ciseaux.

Conseils

- N'oubliez pas de rentrer le nombril au maximum, en accentuant votre creusement abdominal à chaque expiration.
- Attention, le mouvement de rotation doit partir du torse, et non uniquement des coudes. Pensez à garder ceux-ci bien écartés.
- Ne retombez pas au sol : vous devez rester en Posture abdominale. Veillez à tourner le buste sans que vos omoplates ne touchent le tapis.

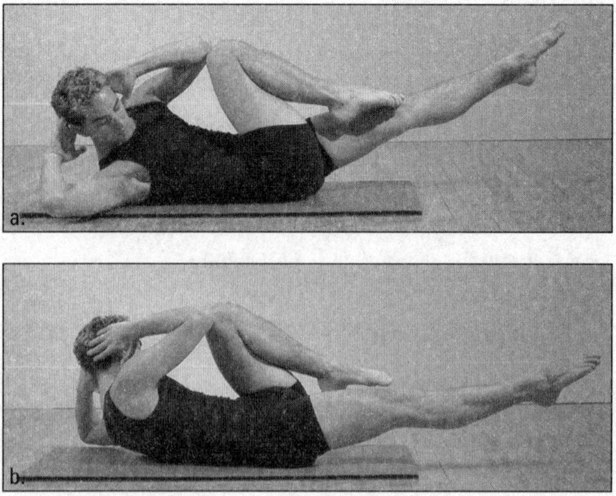

Figure 6-6 : Rotation croisée.

Ciseaux

Les Ciseaux sont à la fois un exercice de musculation abdominale et d'étirement des muscles ischiojambiers. Si, pour vous, il est difficile de tenir la jambe à la verticale, commencez par étirer ces muscles, comme dans la figure 6-7.

Préparation

Commencez l'exercice par la position d'étirement montrée dans la figure 6-7, en tenant une jambe dans les mains tandis que l'autre demeure tendue au sol. Puis placez-vous en Posture abdominale.

Exécution

Inspiration. Étirez une jambe vers le haut et saisissez-la sous la cheville. Vos mollets tirent ? Placez les mains plus près du genou et fléchissez légèrement celui-ci. Tendez l'autre jambe dans le prolongement de votre corps, un peu au-dessus du sol (figure 6-8a).

Expiration. Pour changer de jambe, ramenez celle qui est à l'horizontale vers votre torse en marquant deux brèves impulsions (figure 6-8b).

Répétez l'exercice pendant 10 cycles respiratoires, soit 20 battements au total.

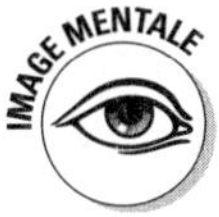

Pensez toujours à monter la tête un peu plus haut, comme pour coller votre genou contre votre nez. Voilà qui va faire travailler vos abdos…

Conseils

- Rentrez le ventre, en accentuant le creusement à chaque expiration.
- Gardez les jambes aussi tendues que possible.

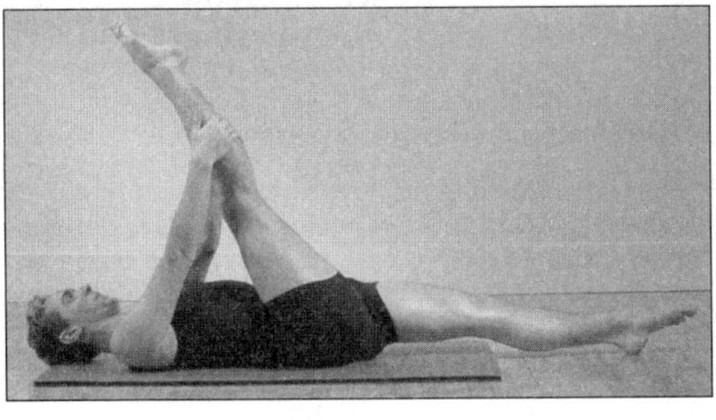

Figure 6-7 : Étirement des ischio-jambiers (muscles arrière de la jambe).

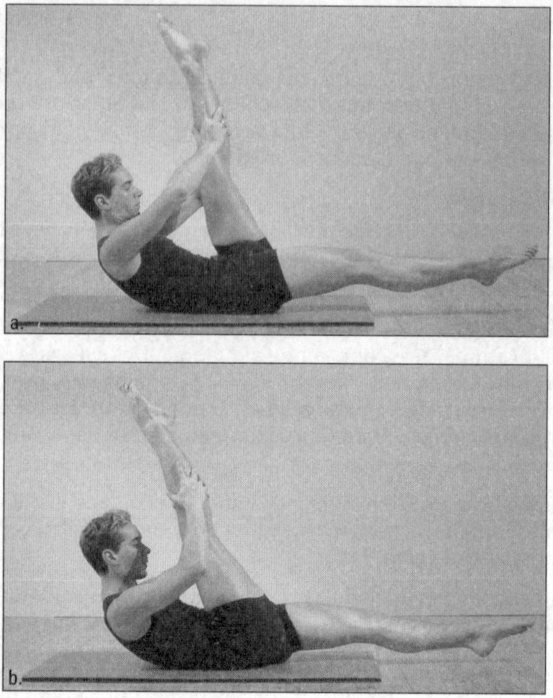

Figure 6-8 : Ciseaux.

Roulade jambes en V

Voici le deuxième des trois exercices de roulade compris dans les séries au sol de Pilates. Il est considérablement plus difficile que les versions simples de la Roulade exposées dans les chapitres 4 et 5. En effet, pour l'exécuter correctement, il faut de la souplesse dans les muscles arrière de la jambe. En outre, cet exercice exige de la concentration et une bonne maîtrise du mouvement, contrôlé à partir du centre corporel.

Cet exercice peut sembler impressionnant à première vue, mais il suffit de le répéter quelques fois pour réaliser des progrès également impressionnants. Après quatre ou cinq roulades, vous gagnerez confiance en vous. Si une raideur du dos ou des ischiojambiers vous rend la position de départ difficile, n'hésitez pas à fléchir les genoux et à placer vos mains moins loin sur les jambes.

Avant de se lancer dans la Roulade en V, il s'avère utile d'effectuer l'Étirement dorsal avant. À ce sujet, lisez l'encart « Une série intermédiaire plus étoffée ».

ATTENTION !

Comme dans toute roulade, veillez à ne pas peser sur vos cervicales !

Préparation

Pour commencer, adoptez la position du Point d'équilibre, genoux fléchis et écartés. Vous avez les pieds soulevés du sol et vos mains encerclent vos chevilles, par l'extérieur.

Pour vous entraîner à trouver votre point d'équilibre, tendez tout d'abord une jambe vers l'extérieur, devant vous, en creusant les abdominaux profonds. Repliez la jambe puis renouvelez l'expérience avec l'autre. Les figures 6-9a et 6-9b montrent comment garder l'équilibre.

Pour trouver maintenant la bonne position de départ (figure 6-9c), tendez les deux jambes à la fois, en les écartant devant vous pour former un V. Continuez à rentrer le ventre et restez en posture de Point d'équilibre, assis juste en arrière du coccyx. Sentez l'effort déployé par vos abdominaux pour vous aider à tenir.

Exécution

Inspiration. Roulez sur le dos jusqu'aux épaules puis placez-vous en position de Demi-Chandelle (figure 6-9d). Pour monter vos hanches, tirez parti du Creusement abdominal inférieur. Vous grimperez encore un peu plus haut si vous contractez bien les fessiers.

Expiration. Revenez au Point d'équilibre, en freinant le mouvement de roulade à l'aide du Creusement abdominal.

Répétez l'exercice 6 fois.

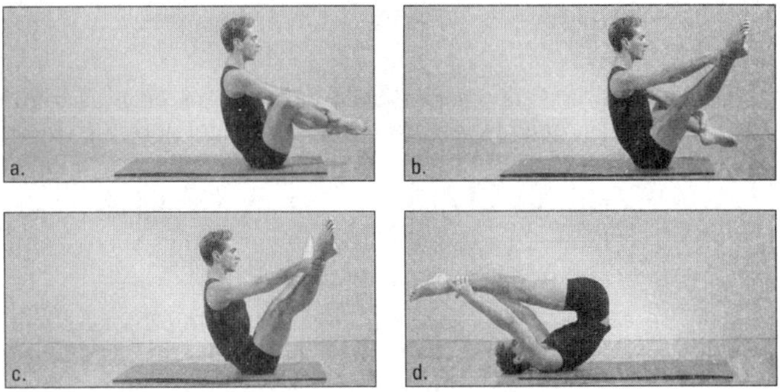

Figure 6-9 : Roulade jambes en V.

Une série intermédiaire plus étoffée

Vous avez envie d'élever la barre encore plus haut ? Essayez d'ajouter l'Étirement dorsal avant et le Pont (étudiés l'un et l'autre au chapitre 5) à la série de niveau intermédiaire, elle y gagnera en intérêt. Personnellement, je préfère insérer le premier à la suite des Ciseaux et le second après la Roulade jambes en V, mais libre à vous d'expérimenter un autre ordre.

Conseils

- Servez-vous du Creusement abdominal pour dérouler chaque vertèbre l'une après l'autre. Songez à l'effet de massage que cela procure à votre dos !
- Profitez de votre élan pour rouler en arrière. En haut de la Demi-Chandelle, contrôlez votre mouvement à l'aide de vos abdominaux.
- Ne laissez pas votre dos heurter bruyamment le tapis, surtout lors du mouvement de retour. Adoucissez celui-ci en creusant le ventre, ce qui permet de dérouler vos vertèbres – en particulier les lombaires – une à une.

Battements arrière d'une jambe

Mon petit copain ricane quand il me voit me livrer à cette activité. Il est vrai que l'exercice en question ne donne pas l'air intelligent, mais il est très efficace. Il a pour effet de muscler le dos et d'habituer les épaules à rester basses. En outre, il étire l'avant des cuisses (quadriceps), et en tonifie l'arrière (les ischiojambiers) ainsi que les fessiers.

Préparation

Couchez-vous d'abord à plat ventre puis propulsez-vous sur les coudes, dans la position du sphinx. La figure 6-10 indique la posture à adopter, mais ajoutons quelques précisions :

- La distance qui sépare vos coudes doit être équivalente à la largeur de vos épaules. De vos poings serrés, vous exercez une pression sur le tapis.
- Vos jambes sont parallèles, dans le prolongement de vos hanches. Votre nombril est décollé du tapis tandis que votre os pubis est appuyé au sol. Pour accomplir cet exploit, vous

devez contracter les fessiers. Votre centrale énergétique tourne à plein rendement !

- Vous avez les coudes fermement appuyés sur le tapis et les omoplates bien descendues dans le dos. Prenez soin de sentir les muscles qui, sous ces dernières, vont vous permettre de conserver la position de vos épaules pendant l'exercice.

Exécution

Respiration continue. Exécutez deux battements de la jambe gauche, genou plié, en direction de vos fessiers. Pointez le pied lors du premier et fléchissez-le lors du second (figures 6-10b et 6-10c). Reposez ensuite la jambe sur le tapis, en pointant le pied. Changez de jambe.

Effectuez l'exercice à 10 reprises par jambes, soit 20 mouvements au total. Pour terminer, redescendez sur le ventre. Tournez la tête et placez vos mains, doigts entrecroisés, sur votre dos. Vous êtes maintenant prêt à aborder les Battements arrière des deux jambes.

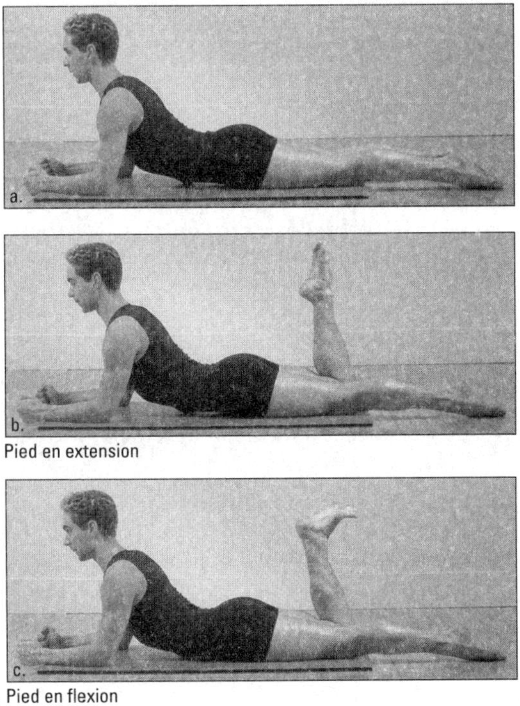

Pied en extension

Pied en flexion

Figure 6-10 : Battements arrière d'une jambe.

Si vous sentez un affaissement du centre de votre corps et une compression de votre région lombaire, rechargez votre centrale énergétique. Pour cela, il faut retrouver votre Creusement abdominal et contracter les fessiers de plus belle. Vous continuez à avoir mal au creux des reins ? Arrêtez et placez-vous en position de repos : assis sur les talons, dos arrondi, tête et nuque relâchées en avant, les bras étendus devant vous.

Conseils

- Veillez à garder le buste étiré vers le haut. Pendant cet exercice, votre torse doit conserver une stabilité parfaite.
- Pensez à tenir votre tête le plus haut possible. Votre cou doit être solide et allongé.
- Pour garder les omoplates basses, appuyez bien de vos coudes sur le tapis.
- Serrez les cuisses et les genoux.
- Ne laissez pas votre dos s'affaisser.

Battements arrière des deux jambes

Cet exercice ouvre la poitrine, renforce le dos et tonifie l'arrière des jambes ainsi que les fessiers.

Préparation

Couché à plat ventre, vous avez la tête tournée d'un côté. Vos bras sont pliés sur votre dos et vos doigts entrecroisés. Placez vos mains aussi haut que possible, sans que la position n'en devienne inconfortable. Laissez vos coudes tomber vers le tapis (figure 6-11a).

Exécution

Inspiration. Faites trois battements des deux jambes, genoux pliés, en direction du postérieur. Veillez à ne pas arquer le dos pendant que vous effectuez ce mouvement. Pour cela, contractez les fessiers (figure 6-11b).

Expiration. Posez les jambes au sol et tendez les bras en arrière, en soulevant le dos du tapis. Pensez à serrer les omoplates afin d'ouvrir la poitrine au maximum (figure 6-11c).

Inspiration. Revenez en position couchée à plat ventre, en tournant la tête de l'autre côté. Recommencez une série de battements.

Renouvelez l'exercice 4 fois puis placez-vous en position de repos.

Assis sur les talons, arrondissez le dos et posez les bras au sol devant vous (figure 6-12). Après quelques respirations, terminez cette pause en roulant sur le côté, pour enchaîner avec les Battements en position latérale.

Conseils

- Tout au long de l'exercice, conservez votre Creusement abdominal.
- Ne rentrez pas la tête dans les épaules. Au contraire, allongez la nuque.
- Évitez de laisser votre dos s'affaisser. Votre centrale énergétique doit demeurer productive !

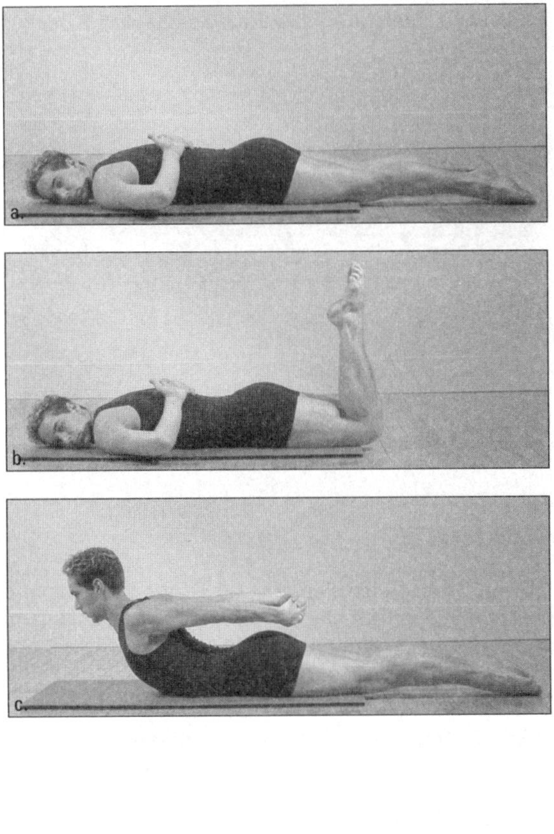

Figure 6-11 : Battements des deux jambes.

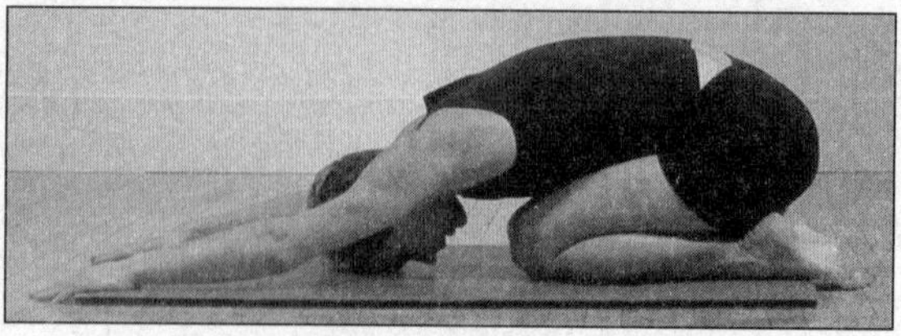

Figure 6-12 : Ahhh… la position de repos.

Battements en position latérale

Après quelques instants en position de repos, roulez sur le côté pour passer à cet exercice, vu au chapitre 5 et illustré par la figure 6-13. Effectuez-le 10 fois.

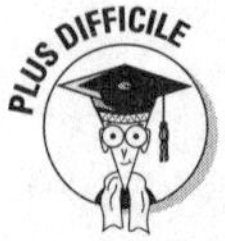

Vous aimez la difficulté ? J'indique au chapitre 9 des variantes de ces battements.

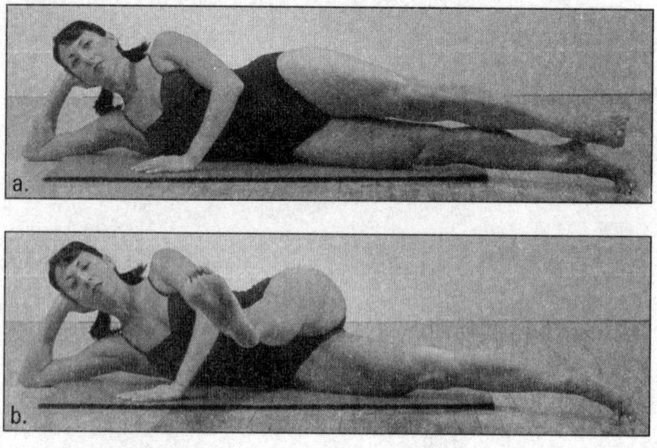

Figure 6-13 : Battements en position latérale.

Teaser, variante

Pourquoi cet exercice s'appelle-t-il Teaser ? Je n'en ai pas la moindre idée. En tout cas, ce nom évoque en anglais quelque chose qui vous pose un problème et vous titille à la fois. Il le porte plutôt bien : c'est l'un des exercices abdominaux les plus ardus de la méthode Pilates, car il s'effectue les jambes en l'air.

En effet, le Teaser est, avec le Point d'équilibre, le meilleur exercice que je connaisse pour vous aider à localiser vos muscles abdominaux profonds. Quand on le pratique, il est impossible de tricher en s'aidant des muscles fléchisseurs de la hanche (ceux qui permettent de lever la jambe), contrairement à ce qui se produit avec de nombreux autres exercices abdominaux. Le Point d'équilibre étant fondamental pour réussir tous les Teasers, n'hésitez pas à vous y entraîner au préalable, si vous ne le maîtrisez pas encore (voir le chapitre 4). Outre de l'équilibre, le Teaser exige... un sens de l'humour assez musclé, comme vous n'allez pas tarder à le constater.

Préparation

Placez-vous dans la position du Point d'équilibre, c'est-à-dire assis bien droit, genoux fléchis, pieds décollés du sol. Vous tenez vos cuisses de vos mains, par l'extérieur. Vous devez être en équilibre juste sur l'arrière du coccyx. Vous avez la région lombaire incurvée et le ventre rentré.

Exécution

Inspiration. Relâchez les bras puis tendez-les doucement devant vous, en essayant de maintenir le Point d'équilibre (figure 6-14a). Vous devez sentir vos abdominaux travailler pour y parvenir.

Expiration. Commencez à enrouler la colonne vertébrale tout en gardant les mollets serrés et à l'horizontale, comme dans la figure 6-14b. Rentrez le nombril et contrôlez votre mouvement à partir de votre centre corporel, jusqu'à ce que vous arriviez couché sur le tapis. Vos bras suivent ce mouvement et se posent le long de votre corps, paumes vers le haut.

Inspiration. Remplissez vos poumons au maximum.

Expiration. Revenez en position de départ. Sentez vos omoplates s'abaisser dans votre dos tandis que vous déroulez vos vertèbres et tendez les bras vers l'avant.

Effectuez l'exercice 6 fois. À la dernière, pour enchaîner entre le Point d'équilibre et l'exercice suivant, ramenez les pieds sur le tapis, écartez les genoux et saisissez vos chevilles par l'extérieur, comme dans la figure 6-15a. Vous êtes prêt pour jouer les phoques, dans l'exercice suivant.

Vous éprouvez des difficultés à enrouler et dérouler votre colonne vertébrale sans perdre l'équilibre ? Vous avez le droit de tricher en tenant vos cuisses dans vos mains.

Conseils

- Pour réaliser cet exercice, concentrez-vous sur votre force abdominale.
- Essayez d'effectuer le mouvement de façon bien articulée, vertèbre par vertèbre.
- Décrispez la partie supérieure de votre dos ; gardez la nuque allongée et détendue.
- Gardez les mollets en position horizontale et évitez de déplacer les jambes latéralement.
- Si vous ne parvenez pas à maîtriser vos mouvements, interrompez l'exercice et revenez au Point d'équilibre.

Variante

Pour rendre cet exercice plus facile, vous pouvez poser un pied sur le tapis, en gardant le mollet de l'autre jambe à l'horizontale. Ainsi, vous contrôlerez mieux l'enroulement et le déroulement de votre colonne vertébrale. Quand vous dominerez parfaitement cette variante, essayez l'exercice les deux pieds en l'air.

Pour corser le plaisir, effectuez l'exercice à l'identique, mais en gardant les jambes tendues à 45° au-dessus du sol.

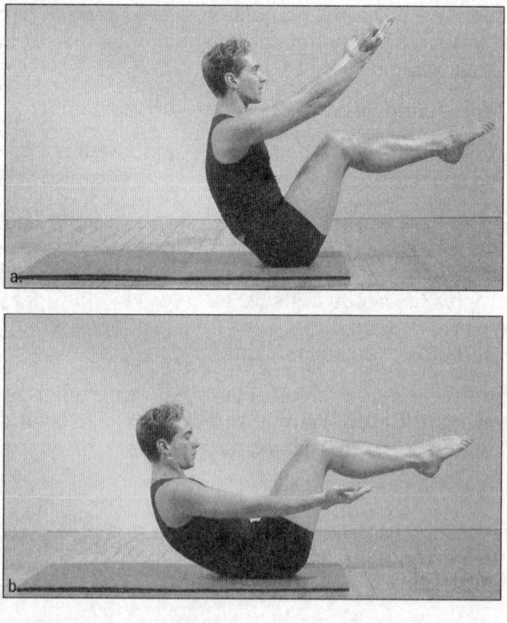

Figure 6-14 : Teaser, variante.

BONNE IDÉE

Les Cinq Quotidiens : une série d'abdos à effectuer tous les jours

Vous avez envie de souffrir dix minutes par jour ? Les cinq abdos suivants sont pour vous. Effectués de façon régulière, il entretiennent le tonus musculaire et préviennent les lésions du dos. Ils peuvent aussi servir d'échauffement à d'autres types d'activité physique, quels qu'ils soient.

Attention : ne vous obligez pas à effectuer ces exercices si vous n'y êtes pas bien préparé. Vous avez mal au creux des reins ? Modifiez-les en élevant vos jambes plus haut au-dessus du sol. En effet, plus on les abaisse, plus les muscles abdominaux doivent déployer d'efforts pour stabiliser la colonne vertébrale. Pour vérifier la hauteur qui vous convient, surveillez votre ventre : si, lorsque vous tendez les jambes avant d'entamer l'un de ces exercices, celui-ci pointe soudainement en avant, c'est que vous les tenez trop bas.

Pour apaiser un peu la douleur et soulager le dos, j'aime intégrer une Roulade à cette série, après la Centaine. Vous pouvez donc baptiser le tout vos Six Quotidiens, si vous préférez !

- Centaine (chapitres 5, 6 ou 7, avec leurs variantes respectives)
- Roulade (chapitre 5)
- Extension d'une jambe (chapitre 5)
- Rotation croisée (chapitre 6)
- Extension des deux jambes (chapitre 6)
- Ciseaux (chapitre 6)

Phoque

Je suis sûre qu'on a inventé le Phoque pour inciter les pratiquants de Pilates à l'humilité. Cet exercice, qui marque souvent la fin d'une séance d'exercices au sol, présente l'avantage de les faire repartir le sourire aux lèvres. Certes, il a l'air idiot. Mais il est idéal pour s'initier à la Chandelle, concept Pilates d'un haut niveau d'élévation…

ATTENTION !

Comme dans tout exercice consistant à rouler sur le dos, veillez à arrêter le mouvement avant le cou.

Préparation

Placez-vous en position de Point d'équilibre, légèrement en arrière du coccyx. Vos genoux sont fléchis et écartés, vos pieds joints et juste décollés du tapis. Tenez vos chevilles par l'intérieur, comme l'indique la figure 6-15a.

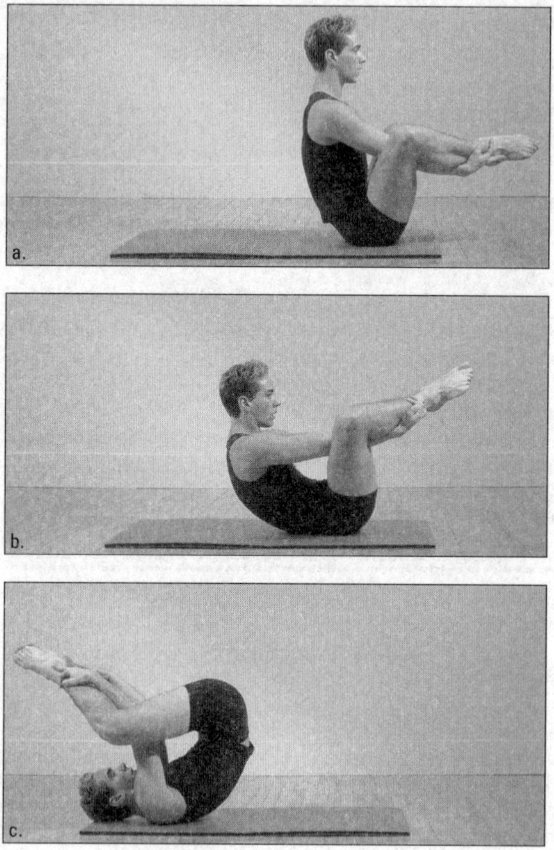

Figure 6-15 : Le Phoque.

Exécution

Inspiration. Tapez trois fois les plantes de vos pieds l'une contre l'autre (comme font les phoques avec leurs membres avant). Roulez ensuite sur le dos jusqu'aux épaules (figure 6-15b) puis montez en Demi-Chandelle. Pour soulever vos hanches, tirez parti du Creusement abdominal. Pour monter un peu plus haut, contractez les fessiers. Une fois arrivé à une hauteur maximale, tapez des pieds encore trois fois (figure 6-15c).

Expiration. Revenez à votre Point d'équilibre, en freinant le mouvement à l'aide du Creusement abdominal. Tapez des pieds encore trois fois.

Renouvelez l'opération à 6 reprises. Félicitations ! Vous êtes arrivé au bout de la série intermédiaire !

Conseils

- Utilisez vos abdominaux pour bien dérouler vos vertèbres une à une,
  ce qui procure un effet de massage dorsal.
- Profitez de votre élan pour rouler en arrière, tout en contrôlant le mouvement avec vos abdominaux, une fois en position de Demi-Chandelle.
- Évitez de tomber bruyamment sur le dos, en particulier lors du mouvement de retour. Amortissez celui-ci en rentrant les abdos.
- Ne poussez pas le mouvement en arrière au point de rouler sur les cervicales. Si vous n'avez pas de problèmes dans cette partie du corps, il serait dommage d'en souffrir dorénavant.

Variante

La partie la plus difficile de cet exercice consiste à garder la position de Demi-Chandelle assez longtemps pour taper 3 fois les plantes des pieds l'une contre l'autre. Pour commencer, vous pouvez donc vous limiter à taper 1 fois, puis 2. Vous le ferez 3 fois quand vous maîtriserez mieux le mouvement.

Chapitre 7

Toujours plus dur : exercices au sol de niveau avancé

Dans ce chapitre :

- Séries de niveau avancé
- Initiation à des concepts Pilates plus complexes
- Travail corporel plus approfondi et plus complet

Avant d'entamer cette nouvelle série, assurez-vous d'exécuter avec aisance les exercices intermédiaires, présentés dans le chapitre 6. En effet, ceux qui suivent demandent un niveau élevé de force et de stabilité du centre corporel. Quand vous aurez bien consolidé celui-ci, vous pourrez vous lancer dans les variantes des exercices présentés ici.

Cette série est non seulement plus difficile, mais aussi plus longue, vous ne manquerez pas de vous en rendre compte. En plus de gagner en force, vous allez aussi progresser en endurance. À elles deux, elles forment une équipe d'une efficacité redoutable !

BONNE IDÉE

Avant de commencer cette série, il me semble judicieux de s'échauffer à l'aide d'Enroulements du coccyx et d'Enroulements dorsaux, surtout si on démarre vraiment à froid. Ces deux exercices sont expliqués en détail dans le chapitre 4.

Séries présentées dans ce chapitre

Voici le programme des réjouissances. Préparez-vous à du sérieux ! Sachez toutefois que, si vous avez suivi cet ouvrage dans l'ordre, certains de ces exercices ne vous sont pas inconnus. J'indique entre parenthèses le chapitre où vous les avez découverts.

- Centaine, version avancée
- Incurvation ascendante (chapitre 6)
- Roulade tendue arrière
- Roulade (chapitre 5)
- Extension d'une jambe (chapitre 5)
- Extension des deux jambes (chapitre 6)
- Rotation croisée (chapitre 6)
- Ciseaux (chapitre 6)
- Étirement dorsal avant (chapitre 5)
- Roulade jambes en V (chapitre 6)
- Tire-bouchon
- Envol du cygne (chapitre 5)
- Scie
- Battements arrière d'une jambe (chapitre 6)
- Battements arrière des deux jambes (chapitre 6)
- Incurvation mains croisées
- Pont en équilibre
- Rotation dorsale
- Canif
- Battements en position latérale (chapitre 5)
- Teaser, version avancée
- Étirement des psoas
- Cercles des jambes
- Nage
- Contrôle frontal
- Battements à genoux
- Flexion latérale / Sirène avancée
- Phoque (chapitre 6)
- Pompes Pilates

Centaine, version avancée

Cet exercice est excellent pour améliorer la stabilité du torse et développer la force abdominale. Dans sa version avancée, les jambes sont tendues à 45° au-dessus du sol, voire plus bas. Pour garder le torse absolument immobile malgré leur poids, les abdominaux doivent travailler beaucoup plus dur que dans les versions de niveau intermédiaire (où on tient les jambes à la verticale) ou débutant (où les genoux sont fléchis).

Préparation

Couchez-vous sur le dos, jambes pliées à angle droit, cuisses jointes. Vos bras sont étendus le long de votre corps.

Exécution

Inspiration. Montez les bras à la verticale, paumes tournées vers le bas (figure 7-1a).

Expiration. En ramenant les bras au sol, soulevez la tête et placez-vous en Posture abdominale, les omoplates juste décollées du tapis. Dans le même temps, tendez les jambes et élevez-les à 45° au-dessus du sol, comme dans la figure 7-1b.

Descendez les jambes le plus bas possible, en gardant le ventre creusé et le bas du dos aplati. Vos jambes doivent rester en Première position, hanches et genoux légèrement ouverts, cuisses jointes (voir le chapitre 3). Tapotez le sol de vos paumes, suivant un rythme rapide.

Inspiration. Montez et descendez les bras sur 5 temps, par très brèves impulsions.

Expiration. Continuez de même pendant 5 autres temps, en émettant à chaque fois le son « ch ».

Tenez cette position et poursuivez les mouvements de bras pendant 10 cycles respiratoires de 10 temps chacun (5 pour inspirer et 5 pour expirer), soit 100 en tout.

BONNE IDÉE

Si la nuque vous fait mal, soutenez votre tête d'une main. Au bout de 50 temps, changez de main.

Reposez votre tête sur le tapis. Pour détendre votre dos, décrivez doucement des cercles avec les genoux, que vous aurez ramenés sur votre poitrine. Avant de poursuivre la série, attendez quelques instants en respirant bien, le temps de relâcher les muscles de votre abdomen et de votre cou, fortement sollicités pendant cet exercice. Quand vous vous sentirez prêt à repartir, allongez les jambes et étirez les bras derrière votre tête pour enchaîner sur l'Incurvation ascendante.

Conseils

- N'oubliez pas que cet exercice est destiné à faire travailler avant tout les muscles de votre abdomen, et non ceux de votre cou. Pour mobiliser les uns au maximum tout en épargnant les autres, il faut garder la tête à une hauteur suffisante.
- À l'aide du Creusement abdominal, veillez à bien appuyer le bas de votre dos sur le tapis. Pour le stabiliser, pensez à contracter les fessiers.
- Étirez bien les bras, jusqu'au bout des doigts. Songez que leur mouvement doit partir de votre dos.
- Imaginez que vous serrez une mandarine sous le menton. En laissant un peu d'espace entre celui-ci et votre poitrine, vous éviterez de crisper la nuque.
- Veillez à conserver la Posture abdominale, sans retomber au sol. À chaque expiration, accentuez le creusement du ventre.

Variante

Pour plus de facilité, effectuez la version intermédiaire de la Centaine – jambes à la verticale –, décrite au chapitre 6.

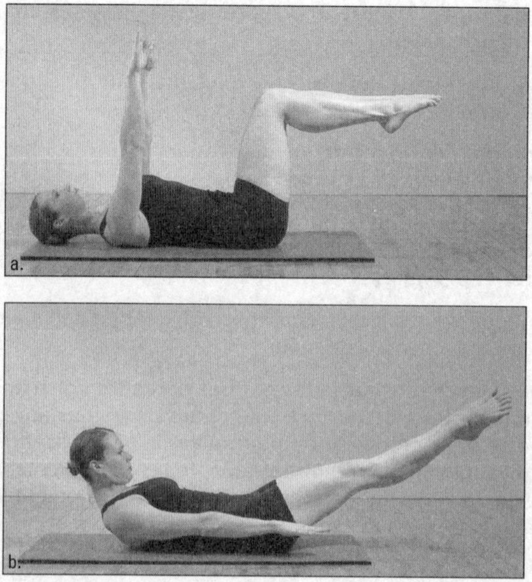

Figure 7-1 : Centaine, version avancée.

Incurvation ascendante

Faites suivre la Centaine de l'Incurvation ascendante, effectuée à 5 reprises. Cet exercice est expliqué au chapitre 6. Pour vous rafraîchir la mémoire, jetez un coup d'œil sur la figure 7-2. Pour terminer, déroulez vos vertèbres pour vous étendre au sol, bras le long du corps. Pliez les genoux puis tendez les jambes à la verticale, afin de commencer la Roulade tendue arrière.

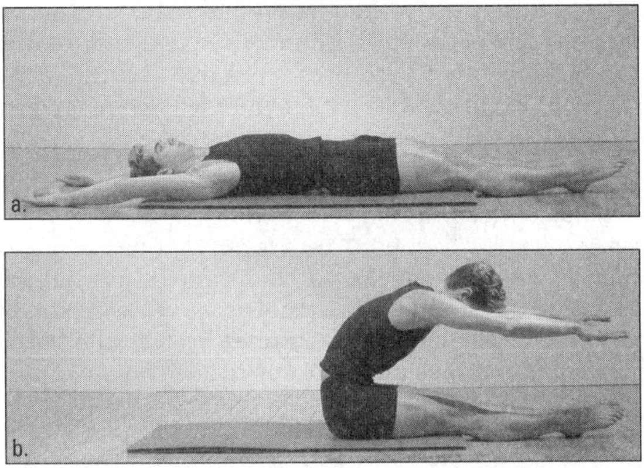

Figure 7-2 : Incurvation ascendante.

Roulade tendue arrière

Ce nouvel exercice demande au centre corporel de développer une force considérable. Lorsqu'on l'effectue correctement, il permet d'améliorer sa souplesse vertébrale et offre un très agréable étirement des muscles du dos et du cou. S'il vous est difficile de monter les hanches et de les faire basculer par-dessus votre tête (c'est le cas pour les personnes présentant une raideur lombaire ou des hanches corpulentes), cette roulade risque de vous donner du fil à retordre. Pour vous entraîner, il vaut mieux la remplacer par une Demi-Chandelle (chapitre 4).

ATTENTION !

Les personnes souffrant de la région lombaire ou cervicale doivent s'abstenir d'effectuer cet exercice.

Préparation

Couché sur le dos, étendez vos bras le long de votre corps, paumes tournées vers le sol. Tendez les jambes à la verticale, hanches et genoux légèrement ouverts. Vos cuisses et vos talons sont joints, en Première position (figure 7-3a).

Exécution

Inspiration. Inspirez à fond.

Expiration. Contractez les fessiers, rentrez le ventre et faites passer vos jambes par-dessus votre tête, en montant bien. Arrêtez-en le mouvement lorsqu'elles sont en position horizontale, comme dans la figure 7-3b : vous ne devez pas toucher le sol des orteils. Restez en équilibre sur les épaules, sans rouler sur la nuque.

Inspiration. Écartez un peu les jambes, dans une mesure égale à la largeur de vos hanches. Commencez à revenir doucement au sol, en déroulant les vertèbres une à une (figure 7-3c) et en fléchissant les pieds. Pensez à tendre les talons en direction du mur situé derrière vous.

Expiration. Continuez à dérouler le dos en exerçant une pression des mains et des bras sur le sol pour contrôler le mouvement. Laissez revenir vos jambes vers le sol tant que vous pouvez garder les lombaires collées au tapis ; ne descendez pas plus bas (figure 7-3d). Pour évitez de décoller les reins du sol, utilisez le Creusement abdominal et contractez les fessiers. Votre dos ne doit se cambrer sous aucun prétexte !

Inspiration. Joignez les jambes et recommencez du début.

Exécutez ces opérations à 3 reprises. Inversez ensuite la position des jambes : commencez jambes écartées pour les resserrer en fin de roulade. Effectuez cette variante 3 fois également.

Pour finir, ramenez vos genoux pliés sur votre poitrine. Faites-leur doucement décrire des cercles afin de détendre le bas de votre dos. Pour vous préparer à la Roulade simple, tenez vos genoux avec les mains et placez-vous dans la posture du Point d'équilibre.

Conseils

- Veillez à effectuer les mouvements de façon fluide et contrôlée.
- Ne roulez pas sur la nuque et pensez à allonger le cou.

Variantes

Pour rendre cet exercice plus facile, ramenez vos jambes, en fin de roulade, à leur position verticale de départ. Puis, à chaque répétition, entraînez-vous à les abaisser un peu plus, tant que vous parvenez à garder le dos au sol.

Si vous cambrez, même très peu, arrêtez et remontez-les. Ainsi, vous éviterez de vous faire mal aux reins. Lorsque vous aurez gagné en force abdominale, vous parviendrez à descendre près du sol tout en maintenant la stabilité de votre torse.

Si vous avez le dos raide et souhaitez profiter de cet exercice pour vous étirer davantage, saisissez vos mollets dans vos mains lorsque vos jambes sont à l'horizontale au-dessus de votre tête. Ensuite, déroulez lentement la colonne, en vous aidant des bras pour étirer votre dos. Poursuivez l'exercice normalement.

Écartez légèrement les jambes au moment de les faire passer au-dessus de votre tête.

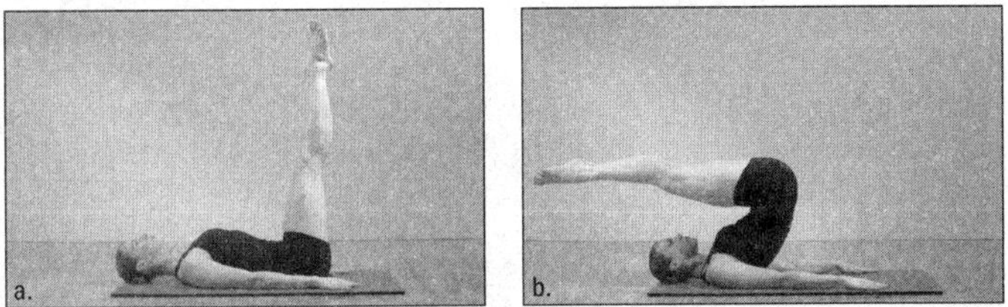

Écartez légèrement les jambes au moment de les faire passer au-dessus de votre tête.

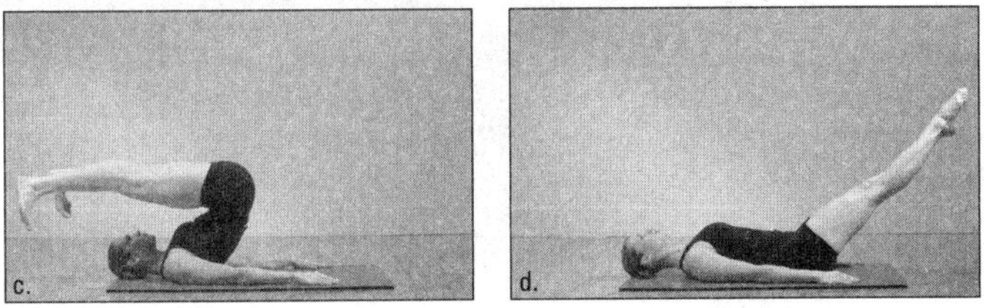

Figure 7-3 : Roulade tendue arrière.

Roulade

À ce stade de la série avancée, effectuez la Roulade que je vous ai présentée au niveau débutant. Vous retrouverez sur cet exercice, montré dans la figure 7-4, des instructions complètes au chapitre 5. Exécutez-le 6 fois, puis placez-vous en enroulant doucement le dos, en Posture abdominale. Tenez un genou fléchi contre votre poitrine (la main extérieure sur la cheville et la main intérieure sur le genou). Tendez l'autre jambe. Vous pouvez maintenant passer à l'Extension d'une jambe.

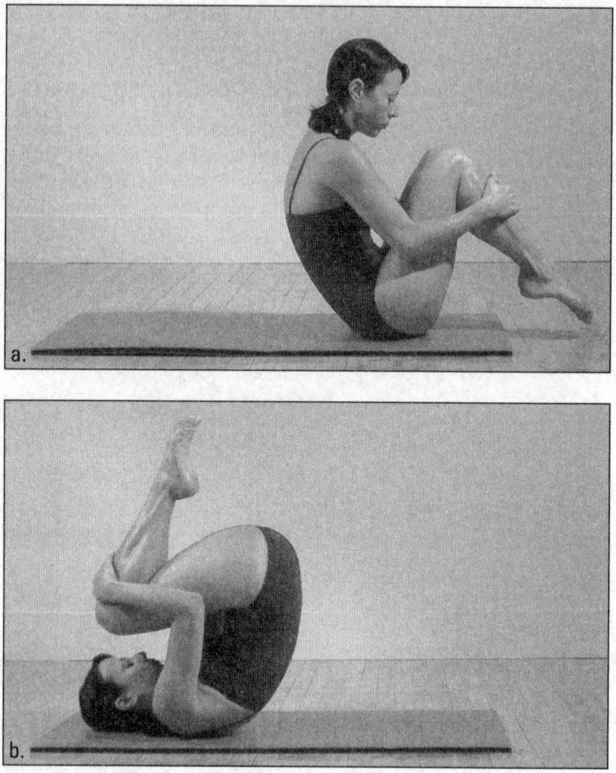

Figure 7-4 : Roulade.

Extension d'une jambe

L'Extension d'une jambe, rappelée dans la figure 7-5, est décrite au chapitre 5. Effectuez-la 20 fois en changeant de côté. En fin d'exercice, ramenez les deux genoux contre votre poitrine, un dans chaque main. Reposez votre tête sur le tapis afin d'enchaîner sur l'Extension des deux jambes.

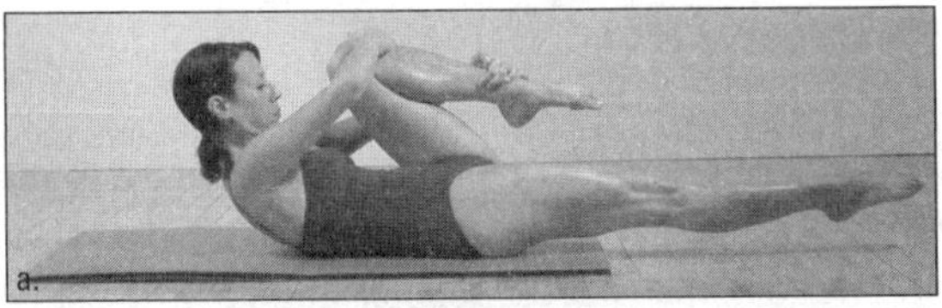

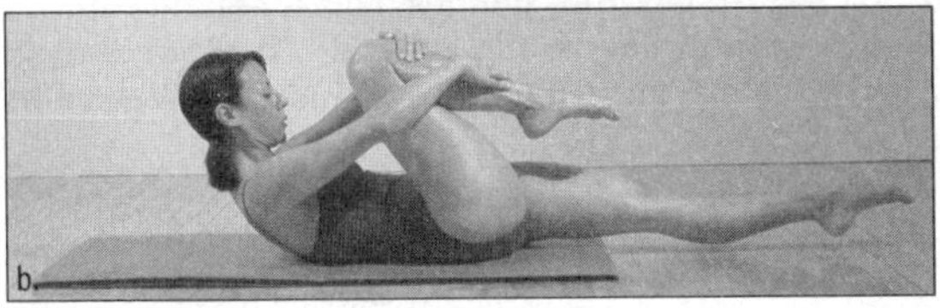

Figure 7-5 : Extension d'une jambe.

Extension des deux jambes

L'Extension des deux jambes, expliquée en détail au chapitre 6, est illustrée dans la figure 7-6. Exécutez-la 6 fois. À la fin, tenez vos genoux et posez la tête sur le tapis. Placez les mains derrière la tête pour faire transition avec la Rotation croisée.

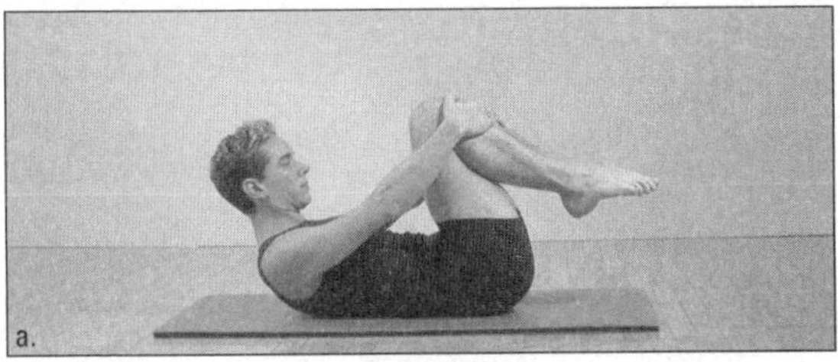

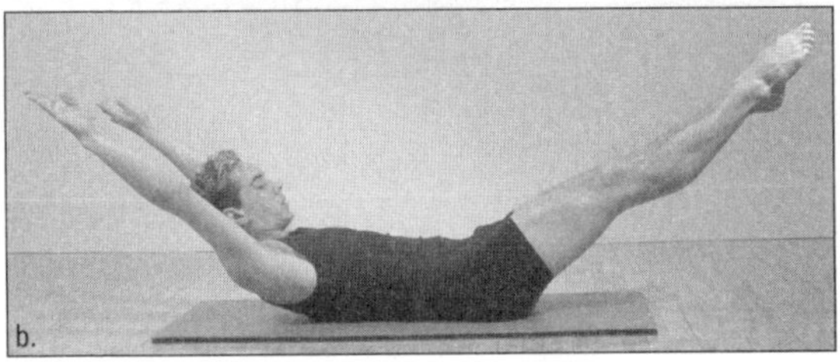

Figure 7-6 : Extension des deux jambes.

Rotation croisée

Pour vous remémorer la Rotation croisée, revenez au chapitre 6 et aidez-vous de la figure 7-7. Effectuez l'exercice 20 fois en changeant de côté.

Pour terminer, ramenez les genoux sur la poitrine et posez la tête sur le tapis. Allongez les jambes. Laissez-en une sur le tapis tandis que vous montez l'autre à la verticale. Tenez-la dans vos mains tout en vous plaçant en Posture abdominale. Vous êtes ainsi prêt pour les Ciseaux.

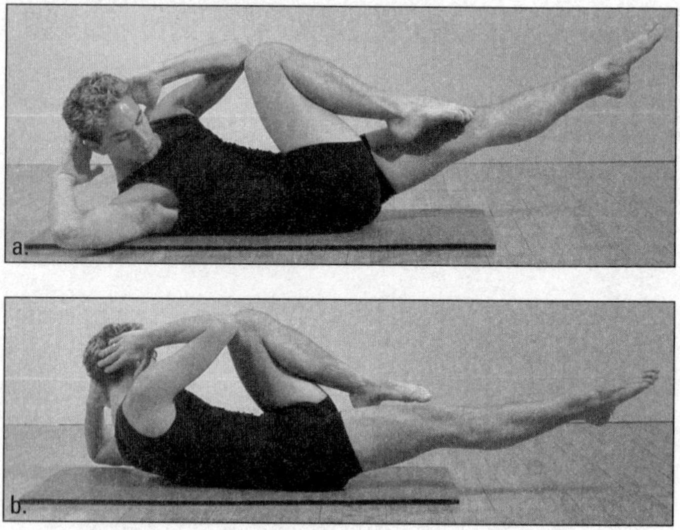

Figure 7-7 : Rotation croisée.

Ciseaux

Place maintenant aux Ciseaux, étudiés au chapitre 6 ! Vous pouvez les exécuter comme dans la figure 7-8 ou épaules au sol, comme nous l'avons vu. Après 20 ciseaux, ramenez les deux genoux sur votre poitrine. Saisissez-les dans vos mains, remontez en position assise en déroulant les vertèbres. Allongez ensuite les jambes, en les écartant dans une mesure équivalente à la largeur de vos hanches, pour passer à l'Étirement dorsal avant.

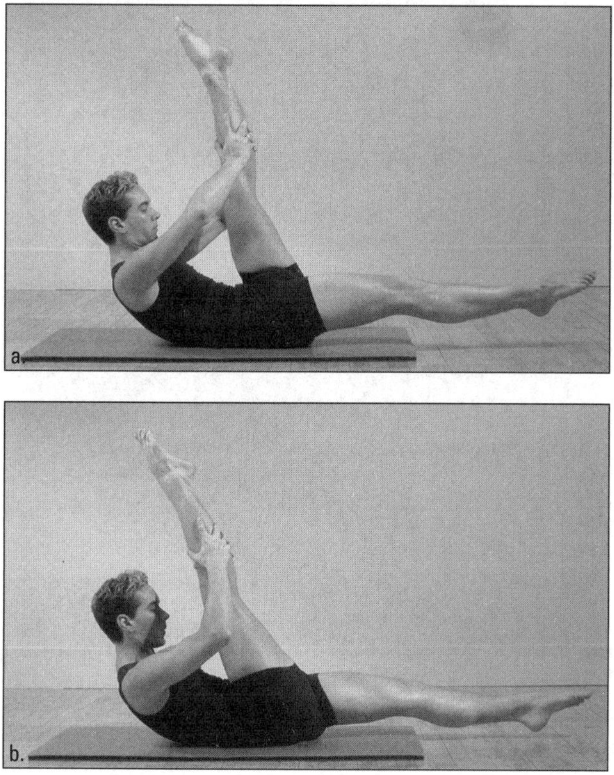

Figure 7-8 : Ciseaux.

Étirement dorsal avant

Arrivé à ce stade de la série, accordez à votre dos un étirement bien mérité. Cet exercice, à renouveler 3 fois, est décrit au chapitre 5 et montré dans la figure 7-9.

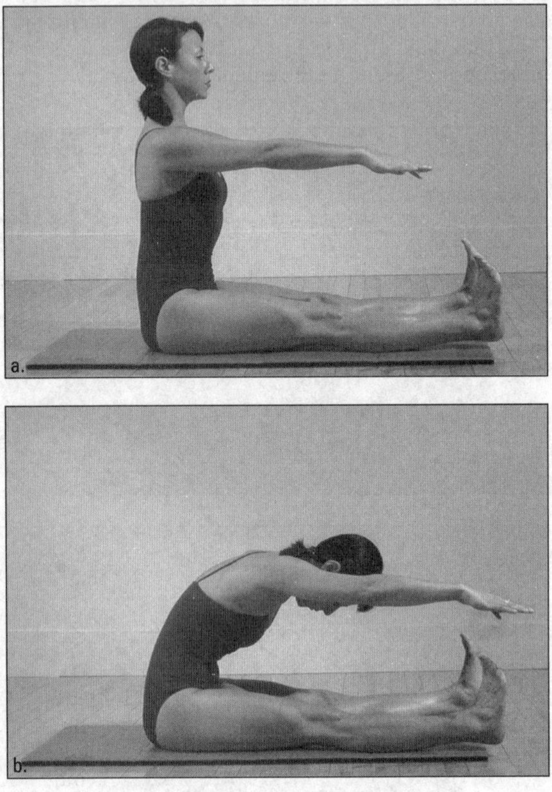

Figure 7-9 : Étirement dorsal avant.

Roulade jambes en V

Nous avons vu cette roulade au chapitre 6. Exécutez-la à 6 reprises selon la figure 7-10. Pour finir, fléchissez les genoux et posez les pieds sur le tapis. En descendant une à une les vertèbres, couchez-vous doucement au sol pour embrayer sur le Tire-bouchon.

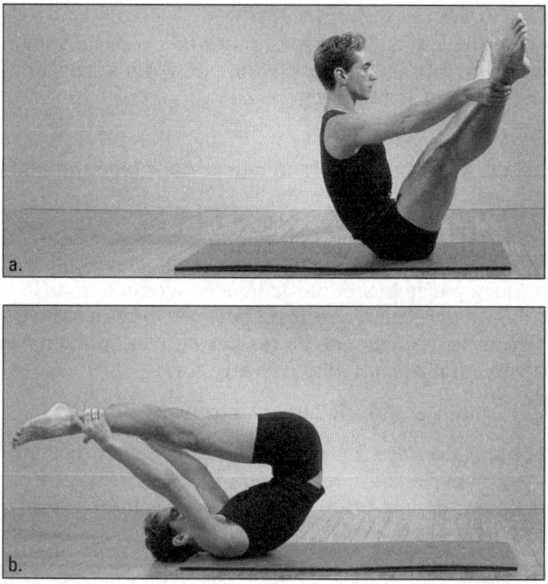

Figure 7-10 : Roulade jambes en V.

Tire-bouchon

Le Tire-bouchon est une forme plus difficile de la Roulade tendue arrière, précédemment examinée dans ce chapitre. Semblable à celle-ci, il s'en distingue par un mouvement de rotation. Si la Roulade tendue arrière n'a plus de secrets pour vous, n'hésitez pas à vous lancer dans cette variante plutôt divertissante. Comme elle, le Tire-bouchon cible votre centrale énergétique (abdos, intérieur des cuisses et fessiers), en même temps qu'il étire votre dos. Il contribue, en outre, à améliorer votre équilibre ainsi que votre maîtrise du mouvement, votre tronc se trouvant en torsion.

Cette entreprise peut s'avérer difficile pour les personnes présentant une raideur des jambes ou du dos. Par ailleurs, il est toujours ardu, pour celles dotées d'un vaste postérieur, de soulever les hanches par-dessus la tête. Si vous êtes dans ce cas, pratiquez la Préparation à l'Incurvation descendante (chapitre 4) et la Roulade tendue arrière (présent chapitre) jusqu'à ce que vous ayez assez de force pour passer au Tire-bouchon.

Préparation

Couché sur le dos, tenez les jambes à la verticale, en Première position. Vos bras, étendus le long de votre corps, appuient fermement sur le tapis (figure 7-11a).

Exécution

Inspiration. Inspirez profondément, pour bien remplir vos poumons.

Expiration. Tout en rentrant le nombril au maximum, décrivez un cercle avec vos jambes. Pour cela, commencez par la droite, puis continuez par le bas et par la gauche, comme dans la figure 7-11. Bouclez le cercle à la verticale puis revenez au centre en appuyant le mouvement. Faites des cercles suffisamment petits pour maintenir la stabilité de votre torse.

Inspiration. Dessinez le cercle en sens inverse.

Effectuez l'exercice à 6 reprises, en changeant de sens à chaque fois. Ramenez ensuite les genoux sur la poitrine. Entourez-les doucement de vos bras, en relâchant vos lombaires.

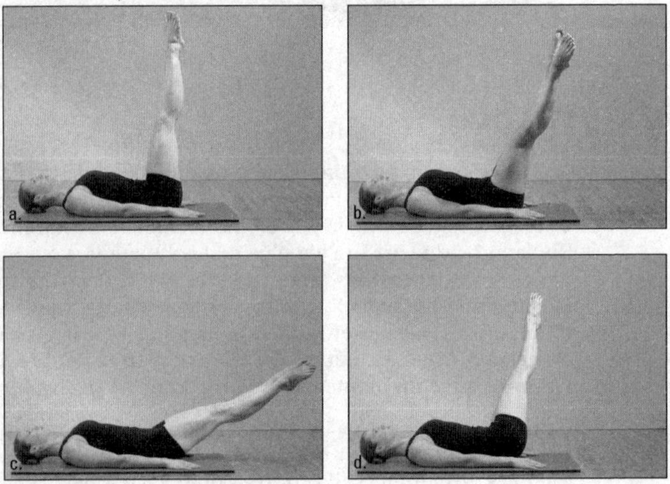

Figure 7-11 : Tire-bouchon.

Conseils

- Tout au long de l'exercice, restez en position de Creusement abdominal.
- Pour vous stabiliser, exercez une pression des bras sur le tapis.

- Décrispez au maximum le haut du torse. Gardez la nuque allongée et décontractée. Votre dos doit reposer dans toute sa largeur sur le tapis.
- Tenez les cuisses bien jointes et contractez les fessiers pour stabiliser votre torse.
- Ne cambrez surtout pas. Pour conserver une stabilité maximale, votre région lombaire doit rester collée au sol en permanence.

Envol du cygne

En étirant le dos en arrière, l'Envol du cygne compense l'avachissement que l'on risque à travailler sur ordinateur, à regarder la télévision pendant des heures, ou simplement à vivre sur la planète Terre, soumise à la force de gravité. Vous retrouverez la description complète de cet exercice au chapitre 5. La figure 7-12 vous le rappellera également.

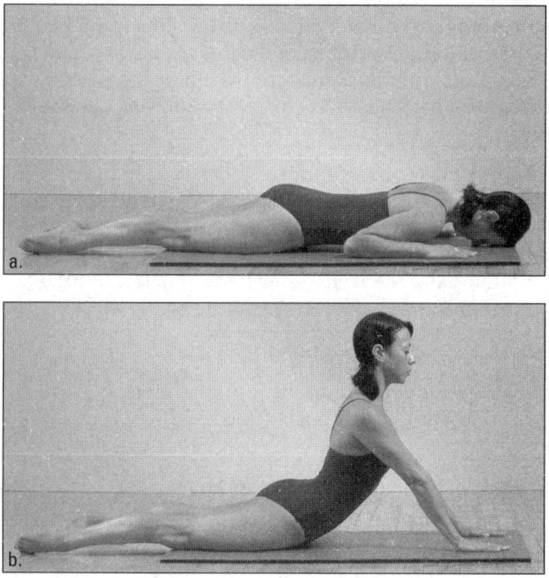

Figure 7-12 : Envol du cygne.

Scie

La Scie procure un excellent étirement de la zone lombaire. Dans le même temps, elle favorise une respiration profonde, source de purification des poumons. Son inconvénient : elle est difficile à réaliser pour ceux dont les muscles ischiojambiers manquent de souplesse.

ATTENTION !

Si vous êtes sujet aux lombalgies, soyez prudent. Cet exercice n'est pas tendre avec le bas du dos.

Préparation

Assis bien droit, vous tenez les jambes allongées, les pieds écartés dans une mesure égale à la largeur de vos hanches. S'il vous est impossible de rester droit tout en tendant les jambes (autrement dit, si vous avez les muscles arrière des jambes raides), fléchissez les genoux. Vous pouvez aussi vous surélever en vous asseyant sur un coussin. Tendez les bras à l'horizontale de part et d'autre de votre torse, paumes tournées vers le bas.

Exécution

Inspiration. Étirez-vous au maximum, en commençant par le bas de votre colonne vertébrale. Fléchissez les pieds et tendez les talons au maximum, pour faire travailler les muscles de vos jambes. Vos hanches doivent rester ancrées dans le sol (figure 7-13a).

Expiration. En vous étirant toujours vers le haut, creusez le bas de l'abdomen et faites pivoter votre taille de sorte de toucher le bas de votre jambe droite de la main gauche (figure 7-13b). Saisissez votre mollet. Vous devez sentir la partie droite de votre région lombaire s'étirer. Tenez cette position pendant une respiration.

Inspiration. Revenez en position assise.

Expiration. En vous montant toujours au-dessus de vos hanches, étirez-vous dans l'autre sens (figure 7-13c). Tenez pendant une respiration.

Inspiration. Revenez en position assise.

Expiration. Cette fois, étirez le bras droit vers votre jambe gauche mais, au lieu d'attraper votre mollet, tendez la main au-delà du pied gauche. Imaginez que vous voulez scier votre petit orteil avec votre auriculaire. Pour faire contrepoids, veillez à ancrer votre hanche droite dans le sol.

Inspiration. Revenez en position assise.

Expiration. Effectuez votre rotation vers la droite et tendez le bras gauche au-delà de votre pied droit, comme si vous vouliez scier votre petit orteil avec votre auriculaire.

Inspiration. Revenez en position assise.

Renouvelez les opérations 3 fois en changeant de côté, soit 6 mouvements de scie complets. Placez-vous maintenant à plat ventre, pour enchaîner sur les Battements arrière.

Conseils

- Pensez à décontracter les épaules et à bien les abaisser.
- Quand vous tendez un bras vers le pied opposé, ne soulevez pas la hanche correspondante.
- Évitez de tourner vos genoux vers l'intérieur.

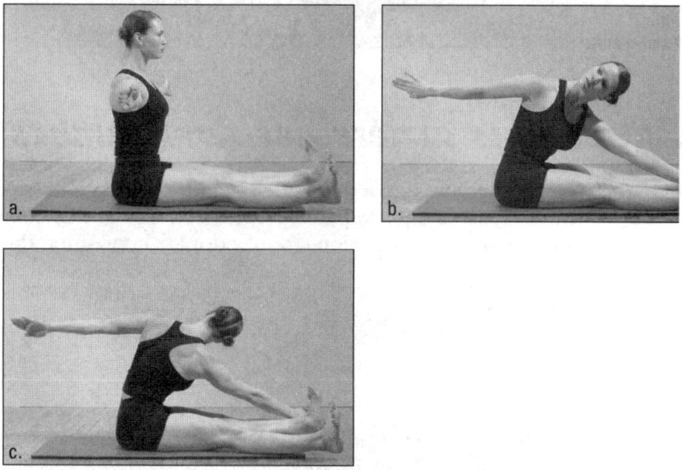

Figure 7-13 : La Scie.

Battements arrière d'une jambe

Cet exercice, de même que le suivant, est tout indiqué pour le dos et pour les jambes. Expliqué au chapitre 6, le revoici, illustré par la figure 7-14. Vous l'effectuerez à 10 reprises en changeant de jambe à chaque fois. Pour finir, restez à plat ventre et posez la tête sur le tapis, tournée d'un côté. Placez les mains derrière le dos, doigts entrecroisés, pour réaliser une transition fluide avec les Battements arrière des deux jambes.

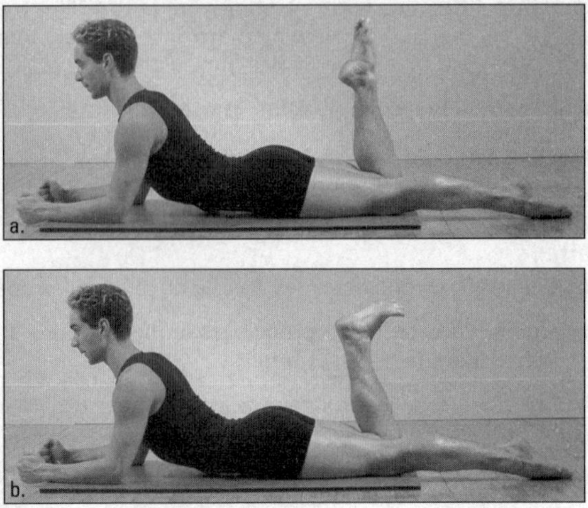

Figure 7-14 : Battements arrière d'une jambe.

Battements arrière des deux jambes

Les Battements arrière des deux jambes, présentés au chapitre 6, sont illustrés dans la figure 7-15. Exécutez 4 séries complètes et placez-vous sur les talons, pour adopter la position de repos.

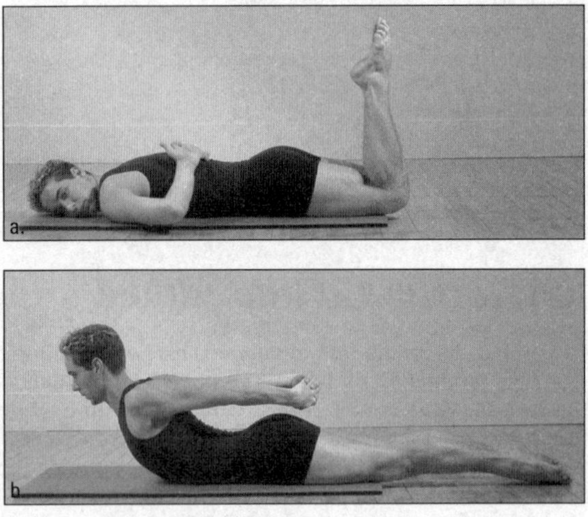

Figure 7-15 : Battements arrière des deux jambes.

La position de repos (figure 7-16) n'est pas à proprement parler un exercice, mais une posture destinée à vous détendre et à relâcher votre dos.

Assis sur les talons, étirez le torse en avant, sur le tapis, les bras tendus au-dessus de la tête. Imaginez que votre région lombaire s'allonge et se décontracte, pendant que vous creusez le ventre. Respirez bien, comme pour amener de l'air vers votre dos. Quand vous vous sentez prêt, roulez sur le dos pour passer à l'Incurvation mains croisées.

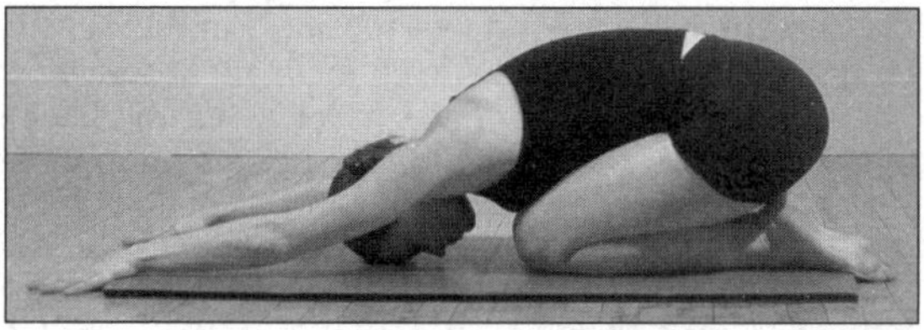

Figure 7-16 : Position de repos.

Incurvation mains croisées

L'Incurvation mains croisées est l'un des exercices abdominaux au sol les plus difficiles. Lorsque je l'enseigne dans le cadre de la formation professionnelle, la plupart de mes élèves (futurs professeurs qui ont pourtant un niveau élevé !) secouent la tête en gémissant : « C'est infaisable, ce truc. » Je souris et je leur réponds d'un air entendu : « Mais si, persévérez. Un jour, le déclic se produira. » Bien entendu, les faits me donnent raison, tôt ou tard.

Cet exercice est une version avancée de l'Incurvation ascendante. Il s'en distingue principalement par la position des bras, qu'on garde derrière la nuque au lieu de les tendre en avant. Résultat : les abdominaux doivent supporter une charge supérieure. De plus, on écarte légèrement les jambes, alors que, dans l'Incurvation ascendante, elles sont jointes en Première position. Il devient alors impossible de s'aider de ses muscles fessiers, d'où un surcroît de travail pour les abdos. Avant de tenter l'expérience, soyez sûr de maîtriser parfaitement l'Incurvation ascendante. Comme celle-ci, l'Incurvation mains croisées renforce les abdominaux – on s'en serait douté – et développe la souplesse de la colonne vertébrale.

Préparation

Installez-vous sur le dos, les mains croisées derrière la tête.

Allongez les jambes, en les séparant d'un écart égal à la largeur de vos hanches (figure 7-17a).

Exécution

Inspiration. Fléchissez les pieds et enfoncez bien vos talons dans le sol.

Expiration. Contractez les fessiers, creusez les abdominaux et commencez votre « ascension », en essayant d'appliquer les lombaires contre le tapis. Pour lever la tête, faites comme si vous coinciez une mandarine sous votre menton. Soulevez graduellement votre colonne vertébrale. Pour achever le mouvement, arrondissez le dos en inclinant la tête en avant. Dans le même temps, rentrez le ventre et tenez les coudes bien écartés. Imaginez que vous vous penchez par-dessus un tonnelet (les photos 7-17b, c et d décomposent ce mouvement).

Inspiration. Superposez vos vertèbres une à une pour arriver en position assise verticale. Votre tête doit terminer le mouvement. Tirez le sommet du crâne vers le ciel et ouvrez bien les coudes (figure 7-17e).

Expiration. Contractez les fessiers et creusez le ventre pour commencer l'Incurvation descendante. Tendez les jambes jusqu'aux talons. Enroulez votre colonne vertébrale. Vos lombaires doivent dessiner un C. Contrôlez le mouvement à partir de votre centre corporel. Pensez à toucher le sol vertèbre par vertèbre. Procédez ainsi, lentement, jusqu'à ce que vous soyez couché sur le dos (les photos 7-17f, g et h décomposent ce mouvement descendant).

Effectuez l'exercice 5 fois. À la fin, couchez-vous sur le dos, bras étendus le long du corps. Fléchissez les genoux et posez les pieds au sol pour passer au Pont en équilibre.

Conseils

- Concentrez vos efforts sur vos abdominaux, sur lesquels repose cet exercice.
- Veillez à enrouler et à dérouler vos vertèbres de façon bien articulée.
- Décrispez le haut du buste ; gardez la nuque allongée et détendue.
- Ne tirez pas brutalement sur votre nuque : c'est sous l'action de vos abdominaux que votre tête doit se soulever.

Variante

Si cet exercice est trop difficile pour vous et que vous ne puissiez pas vous relever, effectuez-le genoux fléchis et pieds à plat sur le sol, ou bien faites-vous aider par un ami, qui maintiendra vos jambes.

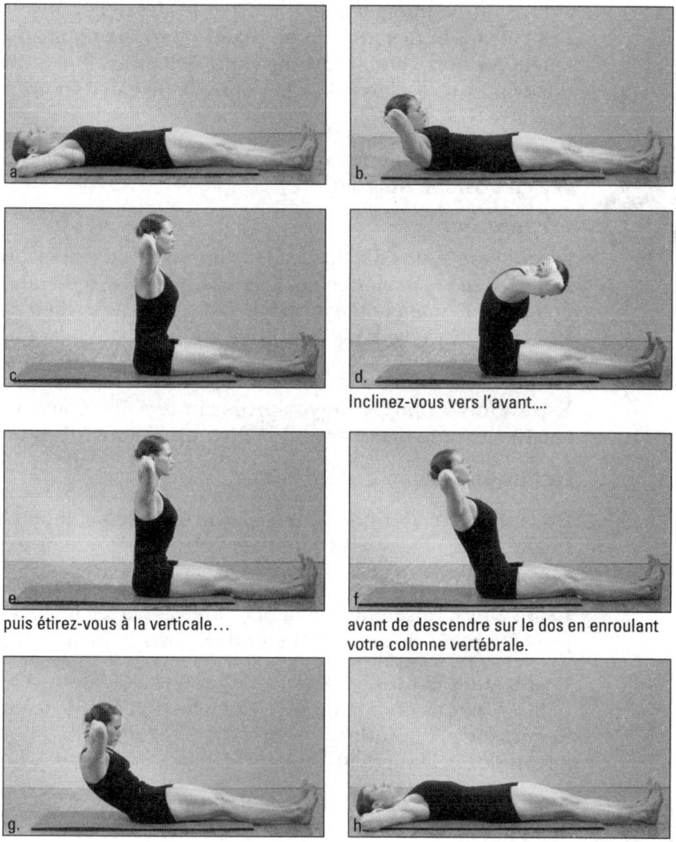

Inclinez-vous vers l'avant....

puis étirez-vous à la verticale...

avant de descendre sur le dos en enroulant votre colonne vertébrale.

Figure 7-17 : Incurvation mains croisées.

Pont en équilibre

Voici une variante du Pont, plus avancée que celui-ci car elle s'accompagne d'une extension de la jambe, ce qui implique d'être en équilibre sur les épaules. Autrement dit, vous êtes bien obligé de tenir vos hanches en l'air ! Comme la version originale, celle-ci a pour but, d'une part, de renforcer les fessiers ainsi que l'arrière des cuisses et des mollets et, d'autre part, de vous apprendre à améliorer votre stabilité. Pour vous échauffer, il est utile d'exécuter tout d'abord trois Ponts de niveau débutant (voir le chapitre 5).

BONNE IDÉE

Si besoin est, soutenez vos hanches de vos bras dès que vous arrivez en position du Pont.

Préparation

Étendu sur le dos, fléchissez les genoux et posez les pieds à plat au sol, dans le prolongement de vos hanches, à distance confortable mais non excessive de vos fessiers (figure 7-18a). Placez vos bras le long de votre corps.

Exécution

Expiration. Appuyez de vos pieds sur le sol et contractez les fessiers afin de décoller le dos du tapis (figure 7-18b).

Inspiration. Tenez cette position.

Expiration. Tendez une jambe à la verticale, en pointant le pied (figure 7-18c). Pensez à solidariser votre thorax et votre abdomen, à serrer les fessiers et à allonger le devant de votre bassin.

Inspiration. Descendez la jambe pour la placer dans le prolongement de votre tronc et fléchissez le pied (figure 7-18d).

Respiration continue. Tendez de nouveau la jambe à la verticale, pied en extension à la montée et en flexion à la descente. Renouvelez l'opération 3 fois, posez le pied au sol puis changez de jambe.

Après avoir effectué l'exercice 3 fois de chaque côté, terminez les deux pieds au sol, en redescendant lentement le dos sur le tapis, vertèbre par vertèbre. Aidez-vous du Creusement abdominal pour appuyer la région lombaire sur le sol en revenant en situation de Neutralité vertébrale. Pour détendre votre dos et faire la transition avec l'exercice suivant, ramenez les genoux sur votre poitrine. Placez une main sur chaque genou et montez doucement votre colonne vertébrale pour arriver en position assise. Allongez les jambes devant vous pour commencer la Rotation dorsale.

Conseils

- Pensez à garder le ventre rentré et les fessiers contractés tout au long de l'exercice.
- Étirez-vous bien au niveau du bassin quand vous montez et descendez la jambe.
- Pour éviter de laisser vos hanches s'affaisser, utilisez vos fessiers et vos muscles ischiojambiers.
- Pour ne pas solliciter votre nuque ou vos lombaires à l'excès, ne montez pas les hanches trop haut.

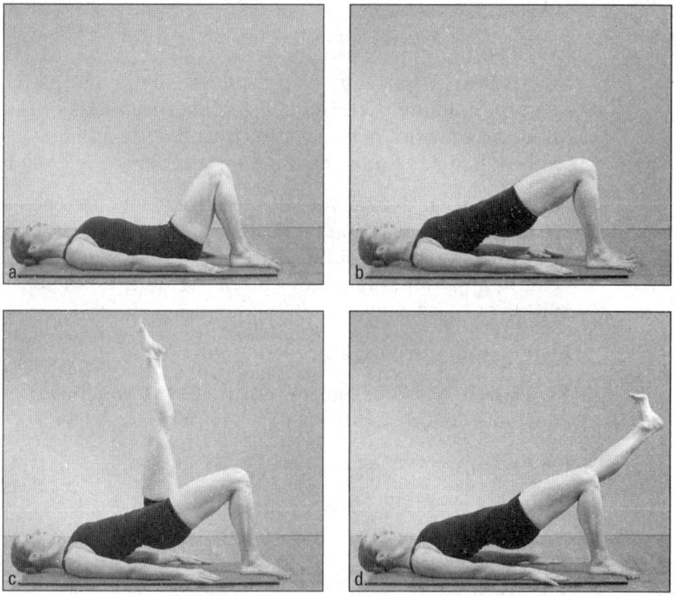

Figure 7-18 : Pont en équilibre.

Rotation dorsale

Les mouvements de rotation sont très efficaces pour rendre sa souplesse à la colonne vertébrale. Les disques intervertébraux sont alors comprimés mais, lorsqu'on revient en position normale, il semblerait que la décompression qui s'ensuit favorise la lubrification des espaces intervertébraux. Il est facile de se blesser en pivotant le dos dans le cadre d'activités quotidiennes –

quand on se tourne pour attraper un plan sur la banquette arrière de sa voiture, par exemple… En revanche, effectuer des exercices de rotation de manière contrôlée permet d'augmenter l'amplitude de mouvement du rachis et de prévenir les accidents.

Préparation

Assis, le dos bien étiré, tendez les jambes devant vous. Laissez entre vos pieds un écart égal à la largeur de vos hanches. Ouvrez les bras en T, paumes tournées vers le bas, comme dans la figure 7-19a.

BONNE IDÉE

Si vous avez les ischiojambiers trop raides pour concilier dos droit et jambes tendues, fléchissez légèrement celles-ci. Vous pouvez aussi vous asseoir sur un coussin.

Exécution

Inspiration. Étirez-vous au maximum vers le haut, à partir du bas de votre colonne vertébrale. Fléchissez les pieds et poussez les talons au maximum, pour faire travailler les muscles de vos jambes. Imaginez que vos hanches sont ancrées dans le sol.

Expiration. En dissociant votre buste de vos hanches et en creusant bien l'abdomen inférieur, faites pivoter votre taille. Tournez le buste aussi loin que possible vers la droite tout en veillant à garder les hanches stables et ancrés au sol (figure 7-19b).

Inspiration. Revenez au centre (figure 7-19c).

Expiration. Dissociez votre thorax de vos hanches et pivotez vers la gauche (figure 7-19d).

Inspiration. Revenez en position de départ.

Répétez l'exercice 3 fois.

Conseils

- Gardez les épaules bien basses et décontractées.
- Évitez de soulever les hanches. Lors de la rotation du buste d'un côté, pensez à ancrer la hanche opposée et à pousser le talon correspondant le plus loin possible.
- Évitez de tourner les genoux vers l'intérieur.

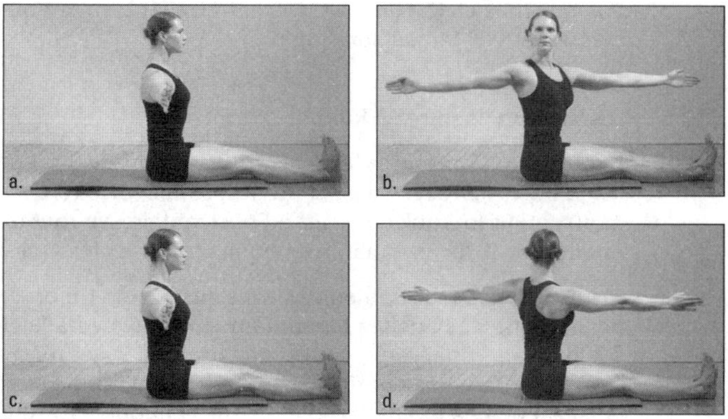

Revenez au centre… avant de pivoter de l'autre côté.

Figure 7-19 : Rotation dorsale.

Canif

Le Canif rappelle la Roulade tendue arrière, à cette différence près qu'il comporte une phase en position de Chandelle, d'une maîtrise plus difficile. Rappelons que cette dernière, qui fait partie de l'alphabet Pilates (chapitre 3), consiste en une élévation des hanches sous l'effet prodigieux de votre centrale énergétique (vos abdos, fessiers et intérieur des cuisses).

ATTENTION !

Vous craignez de ne pas réussir cet exploit sans danger pour votre cou ? Sautez cet exercice. Si vous ressentez la moindre douleur dans la nuque, n'allez pas plus loin.

Pas question de se lancer dans l'aventure à froid ! Il faut, au préalable, s'échauffer correctement la colonne vertébrale, c'est-à-dire effectuer les exercices qui précèdent dans la série avancée. De même que la Roulade tendue arrière, le Canif exige beaucoup de force abdominale. En contrepartie, il étire à merveille les muscles du dos et du cou. Les personnes présentant une raideur lombaire ou un postérieur un tantinet corpulent risquent d'avoir du mal à monter les hanches et donc à réaliser cet exercice. Si c'est votre cas, entraînez-vous plutôt à la Demi-Chandelle, qui en constitue la base et que je décris au chapitre 4.

Préparation

Couché sur le dos, bras étendus le long du corps, paumes tournées vers le bas, placez vos jambes à la verticale en Première position (figure 7-20a).

Vos hanches et vos genoux doivent être légèrement ouverts. Vos cuisses et vos talons sont joints.

Exécution

Inspiration. Inspirez à fond.

Expiration. Contractez les fessiers, creusez le ventre puis montez les jambes. Faites-les passer au-dessus de votre tête et arrêtez le mouvement lorsqu'elles sont à l'horizontale. Ne roulez pas sur la nuque ; vous devez vous trouver en appui sur les épaules.

Inspiration. Appuyez bien des bras sur le sol et montez maintenant les hanches en tendant les orteils vers le ciel (figure 7-20b). Pour y parvenir, contractez les fessiers et rentrez le ventre. Ce mouvement doit être à la fois énergique et contrôlé. Veillez à ne pas monter trop haut sur la nuque : votre poids doit reposer sur vos épaules.

Expiration. Commencez à descendre le dos en enroulant vertèbre après vertèbre et en freinant le mouvement par une pression des bras et des paumes sur le sol (figure 7-20c). Essayez de tenir en Chandelle le plus longtemps possible pendant cette descente. Pour cela, utilisez vos fessiers et vos abdominaux. C'est là que réside la principale difficulté de cet exercice. Il faut, en effet, tâcher de garder les jambes et le bassin en l'air, sans plier les cuisses.

Inspiration. Ramenez vos jambes vers le bas, en tirant parti du Creusement abdominal et en serrant les fessiers, de manière à garder les lombaires collées au tapis. Vous ne devez absolument pas cambrer tandis que vous descendez les jambes ! Ne les abaissez que jusqu'au point où il vous est encore possible de garder le ventre rentré et le bas du dos à plat. Serrez les cuisses l'une contre l'autre et recommencez l'exercice.

Renouvelez ces opérations 3 fois.

Pour finir, ramenez vos genoux, fléchis, sur votre poitrine. Roulez sur le côté pour passer à l'exercice suivant, les Battements en position latérale.

Conseils

- Prenez soin de réaliser vos mouvements de façon fluide et contrôlée.
- Tout au long de l'exercice, gardez les cuisses jointes en Première position, contractez les fessiers et creusez les abdominaux, afin de contrôler votre mouvement.

- Évitez de remonter les épaules. Vos omoplates doivent rester le plus bas possible dans votre dos. Pensez à tendre les doigts au loin.
- Ne roulez pas sur votre nuque. N'oubliez pas de l'allonger et de faire reposer votre poids sur vos épaules.

Conseils

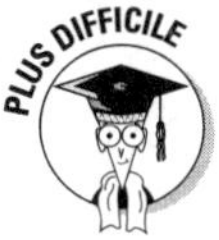

Vous aimez vous lancer des défis ? Cette variante du Canif, que j'ai baptisée « J majuscule », devrait vous satisfaire. Commencez selon les instructions ci-dessus, puis, dès que vos jambes dépassent un angle droit par rapport au sol, montez les hanches (au lieu de faire passer vos jambes par-dessus votre tête pour les mettre à l'horizontale). Votre corps décrit donc un J. Dans ce mouvement, on arrive en chandelle de façon plus fluide que dans la version originale. Essayez de conserver la forme de J aussi longtemps que possible lors de la descente. Ça fait mal… quel délice !

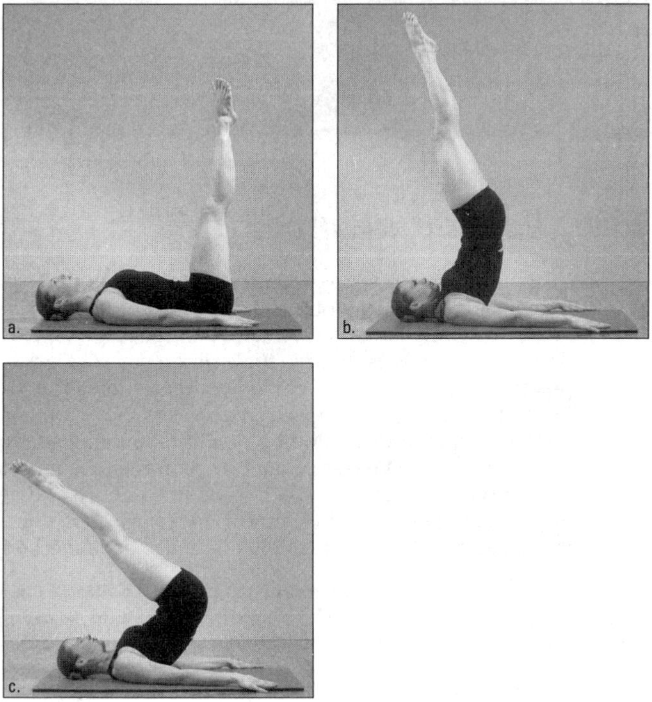

Figure 7-20 : Le Canif.

Battements en position latérale

Cet exercice, décrit au chapitre 5, est une composante essentielle du répertoire Pilates. Pour vous le remémorer, voyez la figure 7-21. Exécutez-le 10 fois et, si vous souhaitez faire travailler davantage vos fessiers et vos cuisses, examinez les variantes indiquées au chapitre 9. Roulez ensuite sur le dos pour passer au Teaser.

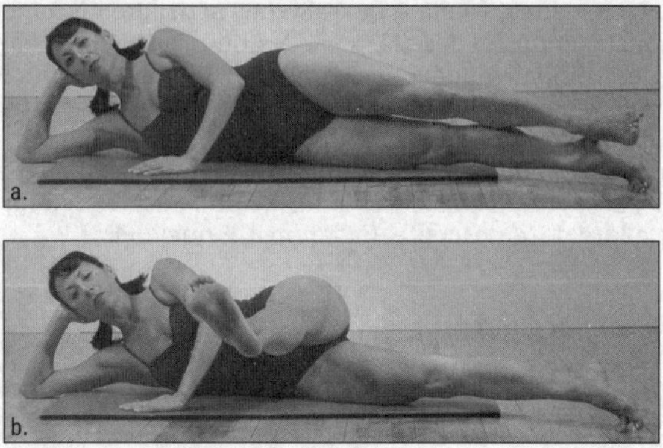

Figure 7-21 : Battements en position latérale.

Teaser, version avancée

J'espère qu'avant d'expérimenter cette version du Teaser (« officielle », en fait), vous vous êtes assuré de maîtriser l'exercice de niveau intermédiaire expliqué au chapitre 6. Tous deux sont similaires, la principale différence résidant dans la position des jambes qui, ici, demeurent tendues tout au long de l'exercice. En outre, dans cette version avancée, on commence couché et non assis en Point d'équilibre. Comme son homonyme intermédiaire, ce Teaser permet de renforcer ses muscles abdominaux profonds, d'améliorer son équilibre et d'accroître sa maîtrise du mouvement. Je crains qu'il s'agisse là d'un des exercices d'abdominaux les plus difficiles de la méthode Pilates !

BONNE IDÉE

Si vous trouvez cette version trop ardue, fléchissez les jambes et limitez-vous à l'exercice intermédiaire présenté au chapitre 6. Un jour ou l'autre, vous serez prêt pour le niveau avancé !

Préparation

Couché sur le dos, levez les jambes à la verticale, en Première position. Vos hanches sont légèrement ouvertes, vos genoux tournés vers l'extérieur, vos cuisses et vos talons joints.

Exécution

Inspiration. Étirez les bras derrière votre tête, paumes tournées vers le haut. Descendez un peu les jambes (figure 7-22a).

Expiration. En gardant les bras au sol, faites-les glisser sur les côtés en décrivant un cercle, de sorte qu'en fin de mouvement, ils soient tendus le long de votre corps. Sentez bien vos omoplates descendre dans votre dos. Commencez maintenant à soulever votre dos, vertèbre par vertèbre. Abaissez alors les jambes de quelques centimètres supplémentaires. Pour vous aider à monter, utilisez le Creusement abdominal et contractez les fessiers. Dans le même temps, tendez les bras en oblique devant vous. Vous avez maintenant les bras parallèles aux jambes, dans la position du Teaser. Cherchez votre Point d'équilibre, légèrement en arrière de votre coccyx, sans pousser le mouvement plus loin. Votre abdomen est rentré et le bas de votre dos un peu incurvé. Si vous partiez trop en arrière, vous ne pourriez plus sentir ce creusement abdominal. Tenir le Point d'équilibre avec les jambes tendues crée toute la difficulté de cet exercice (figure 7-22b).

Inspiration. Restez dans la position du Teaser.

Expiration. Tout en gardant les bras en oblique et les jambes en Première position, commencez à enrouler votre colonne vertébrale vers le bas. Enfoncez bien le nombril et contrôlez votre mouvement à partir de votre abdomen. Descendez lentement, jusqu'à vous trouver couché sur le dos. Vos bras suivent le mouvement ; puis, une fois couché, faites-les revenir au-dessus de votre tête en décrivant un cercle. Vous voilà prêt à recommencer.

Répétez cet exercice 5 fois. Roulez ensuite sur le ventre pour enchaîner avec l'Étirement des psoas.

Conseils

- Pour effectuer cet exercice correctement, centrez votre attention sur vos abdominaux.
- Veillez à enrouler et à dérouler votre colonne vertébrale de manière bien articulée.
- Décrispez le haut du corps ; votre nuque doit rester allongée et détendue.
- Si vous ne parvenez pas à retenir vos mouvements, interrompez ce travail. À ce stade, il est préférable de vous exercer à tenir le Point d'équilibre.

Variantes

Les variantes expliquées ci-après, extrêmement difficiles, demandent à la région lombaire de supporter une lourde charge. Si vous éprouvez une douleur, arrêtez-vous.

Commencez comme dans la version décrite ci-dessus mais, pendant le mouvement ascendant, gardez les bras au-dessus de la tête, au lieu de les faire glisser sur le côté. Faites de même en redescendant au sol (figure 7-22c). En raison du poids supplémentaire que vos bras représentent, il faut un surcroît de force abdominale pour réussir l'exercice.

Encore plus difficile : lorsque vous êtes dans la position du Teaser, abaissez vos jambes d'une quinzaine de centimètres puis remontez-les, en mobilisant vos abdos, et ce 3 fois de suite. Respirez de façon continue.

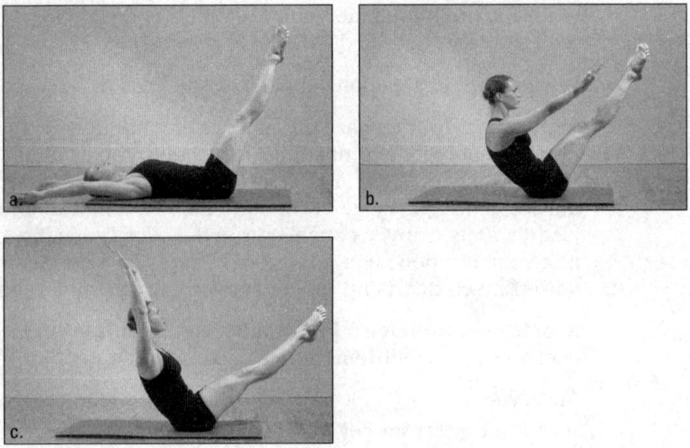

Figure 7-22 : Teaser, version avancée.

Pourquoi les psoas sont-ils aussi importants ?

De même que les danseurs, les professeurs de Pilates sont obsédés par les muscles appelés « psoas-iliaques ». Les premiers lèvent souvent la jambe. Les seconds effectuent beaucoup de redressements assis. Ces deux types de mouvements sollicitent beaucoup les psoas. « Pourquoi ? », me demanderez-vous sans doute.

Les muscles psoas-iliaques, qui relient les jambes au torse, sont les principaux muscles fléchisseurs des hanches. En d'autres termes, c'est grâce à eux que nous pouvons lever la jambe vers le torse, en position debout ou couchée, ou bien relever le torse pour nous asseoir, en partant de la position couchée. Ces muscles ne sont pas faciles à repérer car ils sont situés en profondeur, sous les organes internes. Ma masseuse me les a déjà fait sentir et croyez-moi, je m'en serais volontiers passé : ça fait très mal !

Lorsqu'on effectue beaucoup d'exercices consistant à passer de la position couchée à la position assise, on utilise les psoas, en plus des abdominaux. Ces derniers servent à fléchir le torse, à arrondir le dos en avant. Ils interviennent dans la première partie du mouvement, lorsqu'on soulève la tête du tapis et qu'on commence à enrouler la colonne vertébrale. Mais les psoas, qui achèvent le mouvement, réalisent le plus gros du travail. Dans un exercice comme le Teaser, où les jambes sont suspendues en l'air, ils sont contraints de faire des heures sup' ! En effet, ils ont pour mission de soutenir les jambes tout en relevant le torse. Et, dans tout exercice consistant à tenir les jambes en l'air sans décoller le tronc du tapis (Centaine, Extension d'une jambe ou des deux jambes, par exemple), ils soutiennent les jambes tandis que les abdominaux s'efforcent de maintenir la stabilité du torse.

Les psoas prennent leur attache en bas du dos. Par conséquent, si celui-ci vous fait mal lorsque vous effectuez des abdominaux, il est probable que ce soit en raison d'une surtension des psoas. Vous risquez alors de vous blesser ! Au fur et à mesure que vous renforcerez vos abdominaux et vos psoas, vous ressentirez moins de tensions dans cette partie du corps. Mais, en attendant, ne soumettez pas vos psoas à un effort trop important. Les exercices abdominaux ne doivent en aucun cas entraîner de douleur marquée dans la région lombaire. Si le cas se produit, faites une pause et essayez une variante ou une version de niveau plus facile.

Certains attribuent un rôle affectif ou psychique aux psoas, allant jusqu'à leur consacrer des ouvrages entiers. Une douleur ou une tension de ces muscles serait signe d'angoisses non exprimées. Je connais un spécialiste de la question, selon lequel la seule peur instinctive de l'être humain est celle de tomber – comme le singe peut tomber de son arbre. Et devinez quels muscles entrent en jeu pour stopper une chute ? Fléchisseurs stratégiquement situés au centre du corps, les psoas nous évitent de dégringoler à plat ventre. D'après

Pourquoi les psoas sont-ils aussi importants ? *(suite)*

cette théorie, les sujets qui renferment leurs peurs en eux contracteraient inconsciemment ces muscles. À son tour, cette crispation continue engendrerait des douleurs de dos.

De façon plus prosaïque, tout employé de bureau lambda peut souffrir de tensions des psoas. En effet, dans quelle position passe-t-il ses journées ? Assis, encore et encore, ce qui se traduit par une flexion permanente de la hanche : les cuisses se trouvent à angle droit par rapport au tronc. En d'autres termes, les psoas sont en position raccourcie à longueur de journée. Quand M. Lambda se lève pour rentrer chez lui, il est à supposer qu'il a les psoas très contractés. Dans notre société, où prime le travail sédentaire, il n'est pas étonnant qu'autant de personnes souffrent de lombalgies.

Si, alors que vous effectuez des exercices Pilates sollicitant fortement les psoas, comme le Teaser, par exemple, vous ressentez une douleur dans la zone lombaire, arrêtez, couchez-vous sur le dos puis ramenez vos genoux contre votre poitrine, pour vous détendre. Et essayez de considérer l'Étirement des psoas, présenté dans ce chapitre, comme un moyen de faire du bien à ces pauvres petits muscles.

Étirement des psoas

Couchez-vous à plat ventre, pliez la jambe gauche et, de la même main, saisissez votre pied. Tendez le bras droit sur le sol dans le prolongement de votre corps, comme dans la figure 7-23a. Pour intensifier l'étirement, essayez de décoller la cuisse gauche du tapis, aussi haut que possible. Pour cela, tirez de la main sur votre pied, tout en exerçant une résistance de celui-ci. Dans le même temps, rentrez le nombril au maximum et contractez les fessiers, en basculant autant que possible le bassin vers l'avant. Vous devez sentir le devant de vos hanches tirer fortement. Respirez profondément 4 ou 5 fois, en tentant d'accroître l'étirement à chaque expiration. Changez de côté et renouvelez l'opération (figure 7-23b). Roulez ensuite sur le dos et placez-vous en appui sur les coudes, pour passer aux Cercles des jambes.

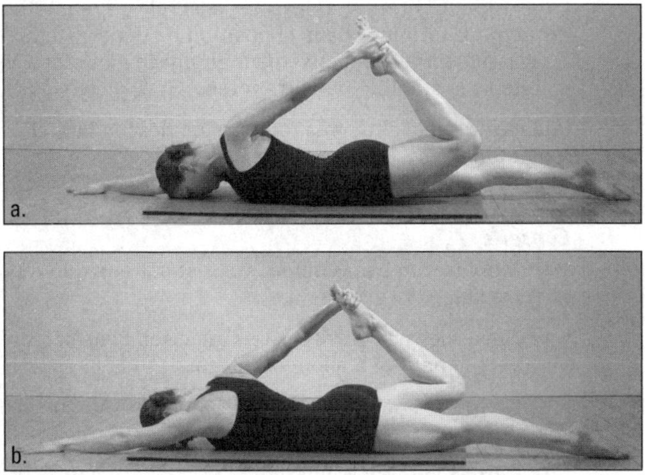

Figure 7-23 : Étirement des psoas.

Cercles des jambes

Les Cercles de la hanche visent à renforcer les muscles abdominaux tout en étirant la poitrine et les épaules. De même que le Teaser, ils demandent un considérable effort de la part des psoas, ce qui risque de vous faire mal au creux des reins si vous manquez de force. Dans ce cas, interrompez l'exercice. Couchez-vous sur le dos et ramenez vos genoux contre votre poitrine pour vous décontracter.

Préparation

Une image vaut mille mots ! Cette position étant difficile à décrire, je vous propose d'observer plutôt la figure 7-24a. Elle est proche du Point d'équilibre : vous êtes assis un peu en arrière du coccyx, les jambes tendues et levées en diagonale. Celles-ci se trouvent en Première position, genoux légèrement tournés vers l'extérieur, cuisses et talons joints. Vous êtes appuyé sur les coudes ; vos avant-bras et vos paumes reposent sur le sol.

Exécution

Inspiration. Descendez les jambes vers la gauche et décrivez un cercle tout en creusant l'abdomen (figure 7-24b).

Expiration. Continuez à dessiner le cercle en remontant par la droite pour terminer dans la position de départ (figures 7-24c et 7-24d). Accentuez le mouvement en phase montante. Veillez à maintenir la stabilité de votre torse.

Changez de sens. Inspirez toujours en descendant et expirez en remontant.

Effectuez l'exercice à 6 reprises.

Conseils

- Mobilisez vos abdominaux : c'est sur eux que repose ce travail.
- Ne laissez pas votre buste s'affaisser. Pensez à tirer la tête vers le haut et à allonger le cou.
- Ne rentrez pas le cou dans les épaules. Au contraire, descendez les omoplates.
- Gardez le torse immobile.

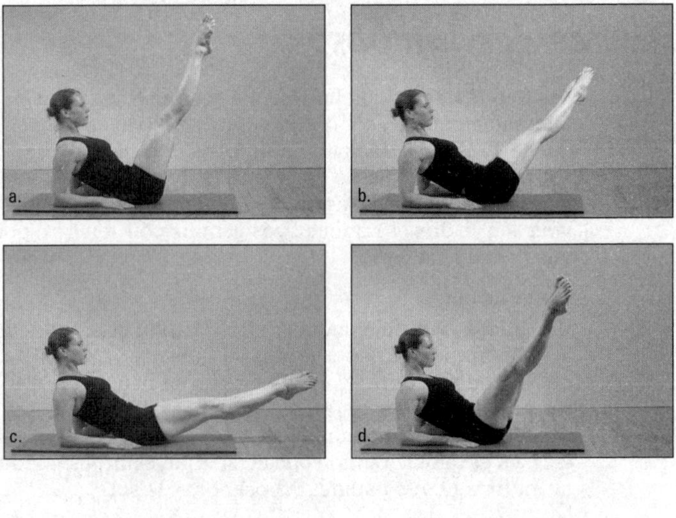

Figure 7-24 : Cercles des jambes.

Nage

Quand un exercice débute à plat ventre, il est à parier qu'il est destiné à faire travailler les muscles du dos. Attention : « travailler » ne doit pas signifier « souffrir ».

Préparation

Couché à plat ventre, vous avez les jambes allongées et vos bras sont tendus au sol au-dessus de votre tête (figure 7-25a). Vos cuisses et vos talons sont joints, en Première position. Si cette posture provoque une tension excessive de vos lombaires, écartez légèrement les jambes mais en gardant les genoux ouverts et en abaissant les talons.

Exécution

Respiration continue. Décollez le nombril du tapis ; soulevez légèrement le haut du dos et la tête, ainsi que le bras droit et la jambe gauche, le tout simultanément (figure 7-25b). Contractez les fessiers et efforcez-vous de garder le bassin appuyé sur le tapis.

Changez de bras et poursuivez ainsi en alternant bras et jambes selon un rythme régulier (figure 7-25c). Pensez à étirer les membres au maximum, comme pour vous grandir.

« Nagez » ainsi pendant 24 temps.

Pour finir, reculez en position de repos, assis sur les talons, afin de relâcher le dos (figure 7-26). Pour passer à l'exercice suivant, le Contrôle frontal, placez-vous maintenant dans la même position que pour faire des pompes.

Conseils

- Étirez bien bras et jambes, en direction opposée.
- N'oubliez pas de contracter les fessiers et de rentrer le ventre afin d'épargner votre région lombaire.
- Ne rentrez pas la tête dans les épaules. Vos omoplates doivent être descendues autant que possible. Pour cela, il peut s'avérer utile d'écarter davantage les coudes.
- Allongez la nuque : vous ne devez pas lever le menton.

Variante

Pour vous faciliter la Nage, abstenez-vous de lever le buste et la tête trop haut ; gardez bras et jambes près du tapis. Plus vous montez le torse et les membres, plus vos fessiers et muscles dorsaux doivent déployer d'efforts.

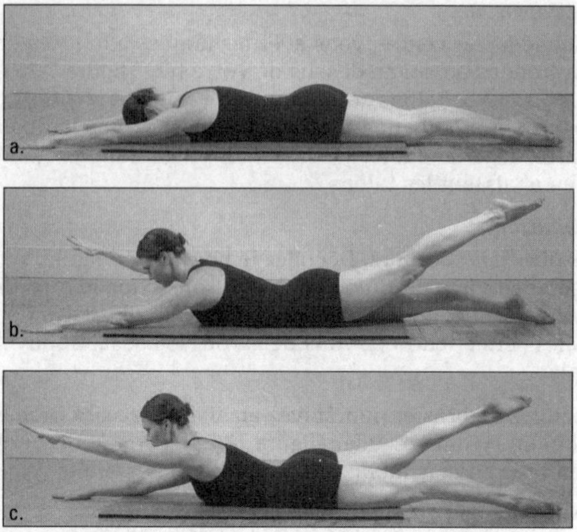

Figure 7-25 : La Nage.

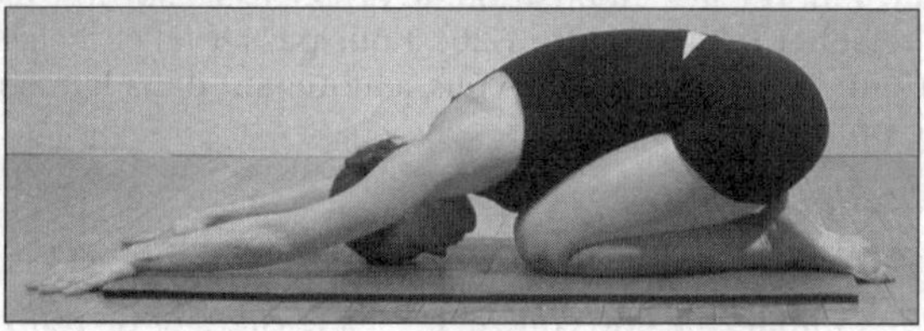

Figure 7-26 : Position de repos.

Contrôle frontal

Le Contrôle frontal demande une force considérable du haut du torse. Il a pour but de renforcer les épaules, le dos et les fessiers, tout en améliorant le contrôle du mouvement et l'équilibre.

Préparation

Vous êtes dans la même position que pour faire des pompes : laissez entre vos mains un écart égal à votre largeur d'épaules ; vos bras, tendus, soutiennent fermement votre corps. Vous serrez les cuisses l'une contre l'autre, contractez les fessiers et empêchez votre abdomen de s'affaisser. Tout votre corps, solide et rigide comme une planche, doit suivre une ligne droite.

BONNE IDÉE

J'ai mal aux poignets !

Les exercices fondamentaux de Pilates visent avant tout à renforcer abdominaux et fessiers et à accroître la stabilité du tronc. En progressant dans la méthode, vous êtes maintenant appelé à faire travailler davantage le haut de votre torse, pour en développer la force. On considère, en effet, qu'une fois le tronc stabilisé, il lui est plus facile de supporter l'ensemble du corps. Au début de ces nouveaux exercices, il se peut que vous souffriez de la charge exercée sur vos poignets. Cela s'estompera au fur et à mesure que votre dos et vos épaules gagneront en robustesse.

En attendant, voici quelques conseils pour soulager vos poignets :

- Alignez poignets et épaules. Pour cela, il faut que vos doigts soient orientés dans la même direction que le haut de votre bras. En position de pompes, par exemple, ils pointent vers l'avant. Si vous devez tourner le bras, vos doigts doivent se placer de même.
- Entraînez-vous à creuser la paume de vos mains. Écartez les doigts et imaginez que vous appuyez sur le sol de tous leurs muscles, surtout les pouces et les auriculaires. Cela devrait alléger le poids supporté par le centre de vos mains et par vos poignets.
- Lorsque vous imaginez que vous appuyez sur le sol pour repousser votre poids vers le haut le poids, aidez-vous des muscles de votre dos et de vos épaules.
- Effectuez sur un sol dur les exercices réalisés en appui sur les poignets. Pour ceux-ci, il est plus facile, par exemple, de travailler sur un parquet que sur un tapis. En effet, les articulations de vos mains et de vos poignets demeurent plus stables et elles ont donc moins de mal à lutter contre la force de gravité.

Si vous avez mal au creux des reins, montez légèrement les hanches, creusez le ventre encore davantage et contractez les fessiers plus que jamais. La figure 7-27a illustre la position adéquate.

IMAGE MENTALE

Imaginez que vous êtes une planche et que, si quelqu'un vous grimpait sur le dos, vous supporteriez son poids.

Exécution

Respiration continue. En maintenant votre position rectiligne, avancez et reculez 4 fois sur la pointe des pieds (figure 7-27b). Pour assurer votre stabilité, creusez les abdos et contractez les fessiers.

En gardant le même rythme, levez la jambe droite et tenez-la en l'air pendant que vous effectuez 3 mouvements de va-et-vient (figure 7-27c). Pointez le pied droit quand vous avancez et fléchissez-le quand vous reculez, comme dans la figure 7-27d. En position avant, posez le pied au sol puis changez de jambe.

Effectuez l'exercice 6 fois, en changeant de jambe. Ensuite, mettez-vous à genoux. Vous voilà prêt pour l'exercice suivant : les Battements à genoux.

Conseils

- Étirez la tête, dans le prolongement de votre corps.
- Tout au long de l'exercice, mettez à profit le Creusement abdominal : rentrez le nombril et contractez les fessiers.
- Évitez de rentrer la tête dans les épaules. Baissez les omoplates, au contraire.

Variante

Le seul fait de tenir la position montrée dans la figure 7-27a permet de gagner en force dans le buste et dans l'abdomen.

Quand vous aurez réussi à vous transformer ainsi en planche pendant 10 secondes, essayez le mouvement de va-et-vient en appui sur la pointe des pieds, comme décrit ci-dessus.

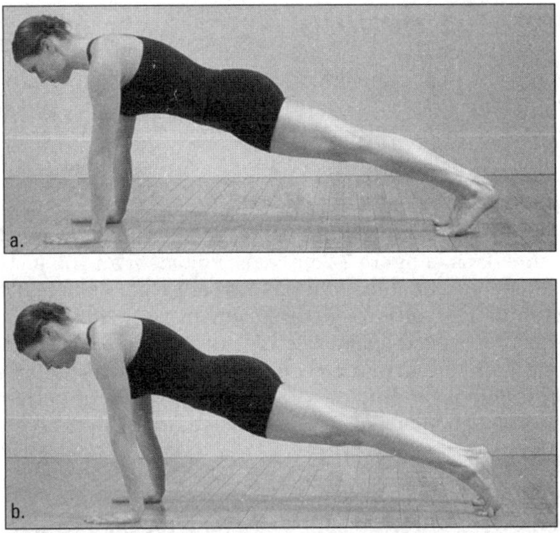

Avancez et reculez, en appui sur la pointe des pieds.

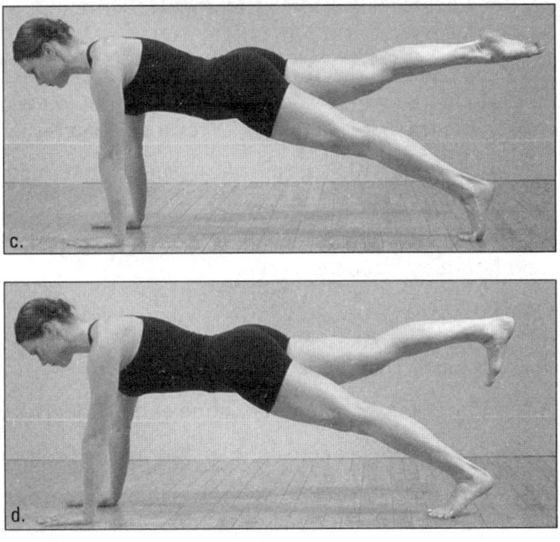

Figure 7-27 : Contrôle frontal.

Battements à genoux

Cet exercice est une version avancée des Battements en position latérale, expliqués au chapitre 5 et rappelés dans la figure 7-21. La position à genoux demande davantage d'équilibre et de maîtrise du mouvement que celle du niveau débutant, couchée sur le côté.

Préparation

À genoux sur le bord du tapis, disposé en sens perpendiculaire comme dans la figure 7-28, placez une main au sol, juste dans l'axe de votre épaule. Pointez main et doigts dans la même direction que votre tête, parallèlement au petit côté du tapis. Placez votre autre main derrière votre tête. Levez la jambe correspondante à hauteur de la hanche, en l'étirant au maximum. Gardez le bassin dirigé vers l'avant afin que tout votre corps (genoux, hanches, épaules et jambe tendue) se trouve sur un même plan (figure 7-28).

Exécution

Inspiration. Lancez la jambe en avant, toujours tendue, en fléchissant le pied et en évitant de vous « casser » au niveau de la taille. Contractez les fessiers et rentrez le ventre afin de garder le bassin vers l'avant.

Expiration. Lancez la jambe vers l'arrière, en pointant le pied à hauteur de la hanche. Essayez de ne pas arquer le dos. Pour vous stabiliser, contractez les fessiers et rentrez le ventre.

Effectuez l'exercice 10 fois, revenez à genoux puis recommencez 10 fois de l'autre côté.

Asseyez-vous ensuite sur les talons, pour faire transition avec la Flexion latérale / Sirène avancée.

Conseils

- Pour garder sans cesse l'équilibre, faites bien reposer votre poids sur la paume posée au sol.
- N'oubliez pas d'allonger la nuque et de la décrisper.
- Pensez à garder épaules et hanches sur un même plan.
- Votre corps ne doit pas osciller. Veillez à le gardez stable pendant que vous déplacez la jambe, notamment vers l'arrière. Gardez les hanches de face tout au long de l'exercice.

Variante

Pour simplifier cet exercice, commencez par limiter au maximum l'ampleur du mouvement, en vous préoccupant avant tout de votre stabilité. Quand vous maîtriserez mieux celle-ci, lancez la jambe plus loin vers l'avant et vers l'arrière.

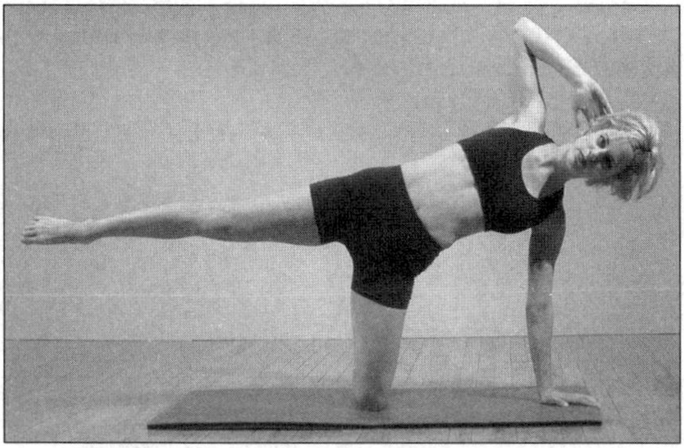

Figure 7-28 : Battements à genoux.

Flexion latérale / Sirène avancée

Cet exercice fait travailler à fond les grands dorsaux, en même temps qu'il procure un excellent étirement des flancs.

Préparation

On commence par la position de la Sirène : assis sur la hanche, appuyez-vous sur un bras tendu, les doigts vers l'extérieur. Vous avez les genoux fléchis, les chevilles croisées, le pied du dessus en avant (figure 7-29a).

Exécution

Inspiration. En vous appuyant sur la main posée au sol, soulevez les hanches et tendez l'autre bras. Celui-ci, votre torse et vos jambes sont alignés, en position latérale comme dans la figure 7-29b. Pour soutenir votre poids, gardez l'épaule qui travaille stable et solidement ancrée dans votre dos. Pensez à repousser le sol en vous aidant de vos muscles dorsaux.

Votre corps doit être comme une planche de bois, robuste et immobile.

Expiration. Ramenez le bras qui est en l'air en position de départ et descendez le bassin presque jusqu'au sol (figure 7-29c). Vous devez sentir un important étirement en bas et sur le côté de votre dos.

Inspiration. Reprenez votre position de planche, bassin soulevé et bras tendu, puis arquez le corps comme dans la figure 7-29d. Ce mouvement exige beaucoup de force dans les épaules.

Répétez ces opérations à 3 reprises. La dernière fois, replacez-vous dans la position de la Sirène. Changez de côté. Installez-vous ensuite dans le sens de la longueur du tapis, vers l'une des extrémités, genoux écartés et mains sur les chevilles, pour enchaîner avec le Phoque.

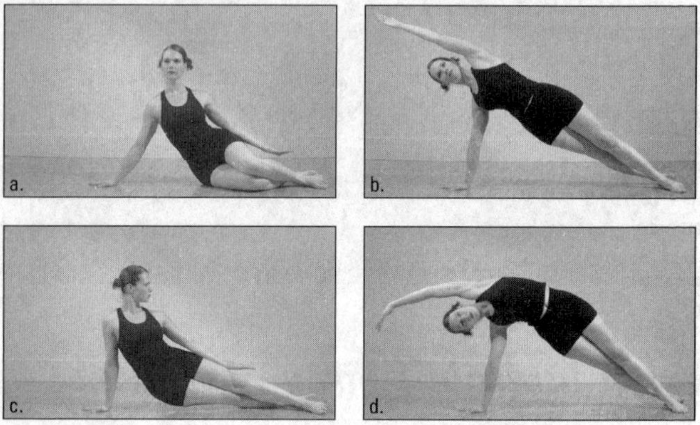

Figure 7-29 : Flexion latérale / Sirène avancée.

Conseils

- Montez bien les hanches ; cela a pour effet d'atténuer la charge supportée par le haut du corps.
- Au début du premier mouvement, veillez à maintenir la stabilité de votre épaule.
- Pour tirer tout le bénéfice du travail d'étirement, allongez les membres le plus possible.
- Ne rentrez pas la tête dans les épaules.
- Si vous avez mal au poignet, faites une pause.

Variante

Si la Flexion latérale vous semble par trop difficile, limitez-vous à prendre la position de la planche, que vous tiendrez le temps d'une respiration.

Phoque

Effectuez 6 fois l'exercice du Phoque, déjà expliqué dans le chapitre 6 et rappelé par la figure 7-30. À la dernière reprise, essayez de lâcher vos pieds au moment de revenir vers l'avant, afin de vous retrouver debout puis dans la position des Pompes. Cette transition n'est pas à la portée de tout le monde mais, si vous penchez bien la tête lorsque vous roulez vers l'avant, puis que vous la leviez de sorte qu'elle entraîne votre mouvement, cela vous facilitera la tâche.

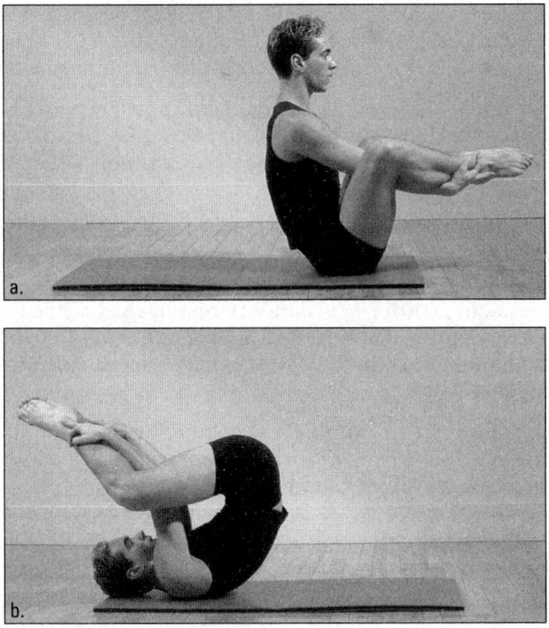

Figure 7-30 : Le Phoque.

Pompes Pilates

Cet exercice associe les classiques pompes à un étirement et à une détente du dos et des muscles ischiojambiers. En outre, il renforce les épaules, le dos et les fessiers. Enfin, il améliore la flexibilité de la colonne vertébrale.

Préparation

Debout à l'extrémité de votre tapis, adoptez la Première position : hanches et genoux légèrement ouverts, cuisses jointes, puis tendez les bras à la verticale (figure 7-31a).

Exécution

Inspiration. Enfoncez le nombril et contractez les fessiers en tendant les bras vers le haut, comme pour vous étirer.

Expiration. Tendez les bras vers l'avant puis vers le bas, en décrivant un arc de cercle. Enroulez votre colonne vertébrale en commençant par la tête, puis par la nuque, les épaules et enfin les lombaires. Vos bras suivent le mouvement de sorte qu'arrivé en bas vous posiez les mains sur le tapis (figure 7-31b). Tout en descendant le dos, pensez à rentrer les abdominaux vers le haut.

Inspiration. Déplacez les mains l'une après l'autre vers l'avant comme dans la figure 7-31c, de sorte qu'elles se trouvent en dessous de vos épaules quand vous serez prêt à faire vos pompes.

Expiration. Abaissez maintenant les hanches, écartez les mains dans une mesure égale à votre largeur d'épaules et tenez les jambes jointes ainsi que les talons. Rentrez le ventre et contractez les fessiers ; votre corps doit être rectiligne et rigide comme une planche (figure 7-30d). Si vous sentez que cela tire dans votre région lombaire, remontez légèrement le bassin et serrez encore plus les fessiers.

Inspiration et expiration. En maintenant votre position, effectuez 8 pompes. Inspirez en descendant et expirez en remontant. Essayez de travailler lentement et en maîtrisant votre mouvement. Pour garder la stabilité de votre torse, contractez abdominaux et fessiers, à l'aide du Creusement abdominal (figure 7-31e).

Inspiration. Ramenez les mains vers vos pieds en les déplaçant l'une après l'autre sur le tapis. Vous voici de nouveau en flexion, la tête en bas. Relâchez complètement celle-ci. Si vos muscles tirent trop, pliez légèrement les genoux.

Expiration. En relâchant les genoux, commencez à remonter le dos, vertèbre par vertèbre. Élevez-vous par le milieu, c'est-à-dire en rentrant le nombril. Laissez votre tête pencher en avant tant que vous superposez vos vertèbres. Elle doit être la dernière à retrouver la verticale. Étirez-vous alors vers le haut, comme pour vous grandir.

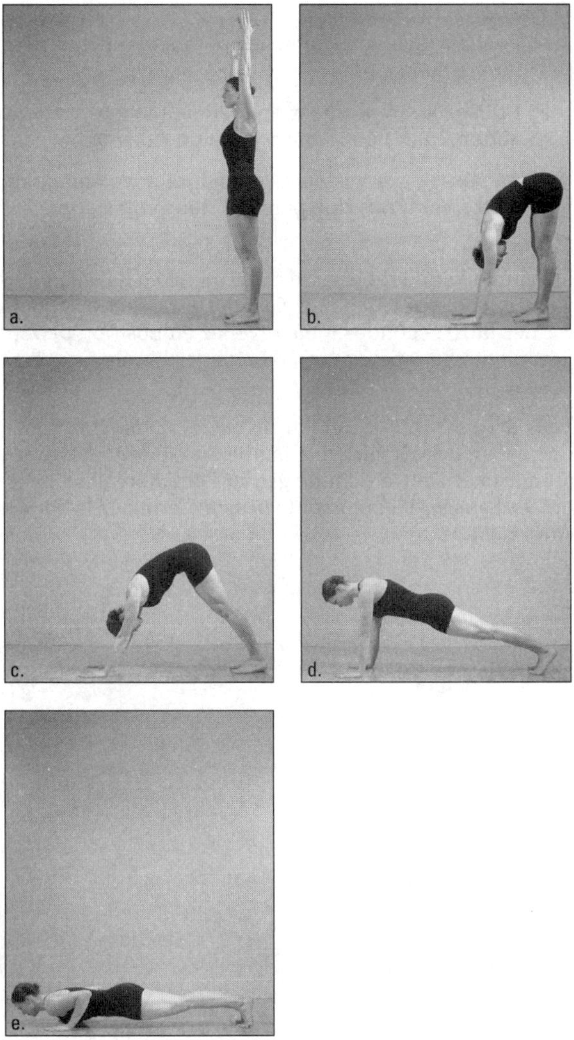

Figure 7-31 : Pompes Pilates.

Conseils

- Pendant que vous faites les pompes, veillez à allonger la nuque au maximum.
- Utilisez le Creusement abdominal (contractez fessiers et abdominaux) du début à la fin de l'exercice.
- Ne laissez pas vos épaules remonter. Vos omoplates doivent rester aussi bas que possible dans votre dos.

Variantes

Le simple fait de tenir la position montrée dans la figure 7-31d suffit à développer les muscles du thorax et de l'abdomen. Gardez-la 10 secondes, puis revenez en position debout en déroulant peu à peu votre colonne vertébrale, comme expliqué ci-dessus.

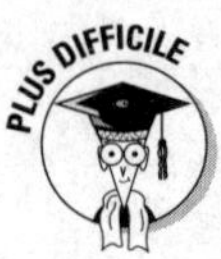

Vous avez envie d'accomplir un exploit ? Une fois dans la position de la planche, décollez une jambe du tapis et effectuez vos pompes sur l'autre. Afin de garder l'équilibre, il se peut que vous deviez hausser légèrement le bassin. Terminez la série et passez à l'autre jambe.

Chapitre 8

Pleins feux sur les cuisses et fessiers

Dans ce chapitre :

- Galbe et tonus des cuisses et des fessiers
- En vedette : les Battements de jambe en position latérale

Vous rêvez de hanches plus fines, de fessiers plus fermes ? Votre cas n'a rien d'exceptionnel ! Je ne peux vous promettre une silhouette remodelée à la perfection mais je vous assure qu'au prix de dix minutes par jour consacrées aux exercices de ce chapitre, vous constaterez une différence de tonus et de galbe de vos cuisses et fessiers.

Le souci de l'apparence n'est pas l'unique motivation qui justifie d'examiner ce chapitre. En effet, une musculature robuste de cette partie du corps est primordiale pour marcher, courir, faire du ski ou toute autre activité effectuée debout, car elle stabilise le bassin. En outre, elle prévient l'usure excessive de la colonne vertébrale et évite donc les douleurs dorsales.

Pour mettre l'accent sur vos cuisses et sur vos fessiers dans votre programme d'entretien, il suffit d'ajouter les exercices des pages qui suivent aux Battements déjà présents dans les séries de niveau débutant, intermédiaire et avancé. Vous en renforcerez la difficulté et ferez travailler en profondeur cette partie du corps.

Au travail, les fessiers

Les fessiers se composent de trois muscles : le grand fessier, le moyen fessier et le petit fessier. Tous contribuent à stabiliser le bassin lors de la marche. Leur faiblesse est à l'origine de lombalgies, entre autres problèmes de santé. Le muscle grand fessier représente la partie la plus charnue de notre postérieur, tandis que le moyen et le petit fessiers se trouvent sur les côtés, juste derrière les os iliaques.

Je tiens à insister sur le muscle grand fessier qui, bien qu'il constitue la majeure partie de notre arrière-train, n'est pas facile à isoler. C'est pourquoi il importe de savoir à quoi il sert.

Le grand fessier a deux fonctions principales. D'une part, il stabilise le bassin lorsque nous nous déplaçons. D'autre part, il intervient chaque fois que nous tendons la cuisse vers l'arrière.

Pour le faire travailler autant que possible dans le cadre de vos exercices Pilates, veillez à ne pas arquer le dos quand vous effectuez une extension de ce genre. Ce conseil vaut aussi bien pour les exercices réalisés à plat ventre que couché sur le côté, comme toutes les variantes des Battements en position latérale décrites dans ce chapitre.

En effet, si on cambre le dos alors qu'on effectue une extension de la hanche, on sollicite les muscles dorsaux et on ne stabilise pas son bassin de façon efficace. Pour limiter l'effort au grand fessier sans arquer le dos, il ne faut pas lever la jambe à plus de 15° en arrière.

BONNE IDÉE

Pour éviter de cambrer et pour stabiliser votre dos et votre bassin, n'oubliez jamais de contracter les fessiers et de mettre en œuvre le Creusement abdominal.

Outre les exercices d'extension de la hanche, ce principe pourrait s'appliquer à une activité de tous les jours, la marche : lorsque vous avancez le pied, pensez à faire débuter votre mouvement au niveau de votre hanche et non de votre genou. Ainsi, vous mobiliserez davantage vos fessiers. Imaginez qu'à chacun de vos pas en avant, des mains vous poussent les fesses…

Exercices présentés dans ce chapitre

Voici la liste des exercices qui, dans ce chapitre, vont se charger de raffermir vos fessiers et vos cuisses. Il s'agit d'une série de Battements en position latérale, sous des formes différentes :

- Battements en position latérale
- Bicyclette

- Montée / Descente en parallèle
- Brise-miche
- Cuisses en béton
- Montée / Descente en ouverture
- Montée / Descente avec passé
- Huit
- Grand Rond de jambe

Recommandations préalables

Essayez d'exécuter toute la série d'affilée, car les exercices dont elle se compose sont conçus pour s'enchaîner les uns avec les autres. Si vous parvenez au bout de la liste en une fois, vous éprouverez une exquise sensation de brûlure dans la région postérieure de votre anatomie !

Vous observerez que certains des exercices décrits ici sont de niveau plus avancé que les autres. Si l'un d'eux vous dépasse, embrayez directement sur le suivant. J'indique le niveau de chacun entre parenthèses, à côté de son nom.

À RETENIR

Ce chapitre comporte beaucoup de mouvements de flexion ou d'extension du pied. Rappelons donc qu'une flexion consiste à plier celui-ci vers la jambe, tandis qu'une extension consiste à le pointer.

Effectuez l'ensemble de la série sur un côté, puis passez à l'autre.

Battements en position latérale (débutant)

Il était logique de faire débuter notre série par cette version de base (figure 8-1), que vous connaissez déjà si vous avez suivi les chapitres 5 (où elle est décrite en détail), 6 ou 7. Vous pouvez, pour corser le plaisir, vous essayer à la variante avancée, dans laquelle on place les mains derrière la tête (figure 8-2).

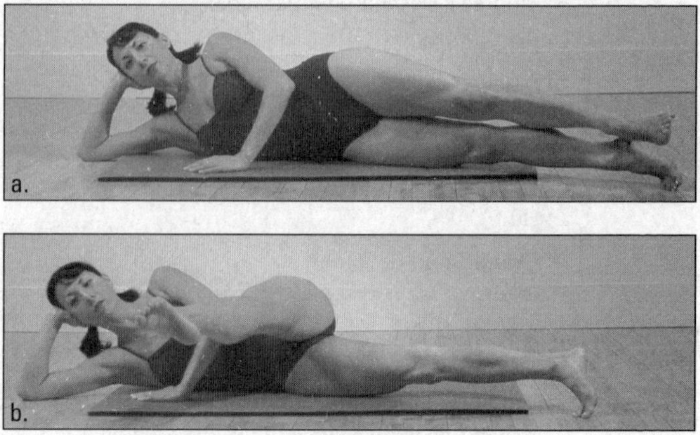

Figure 8-1 : Battements en position latérale.

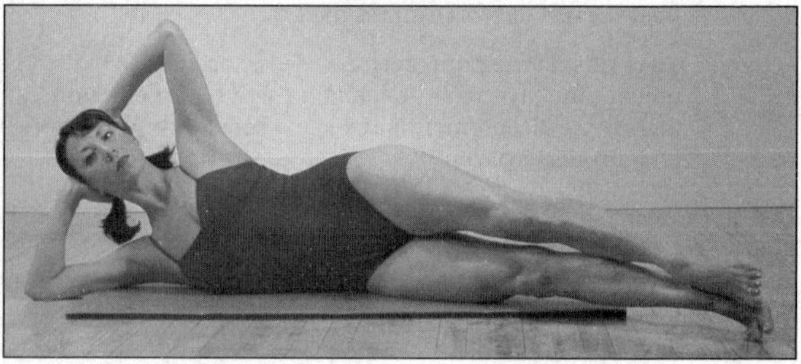

Figure 8-2 : Plus difficiles, les Battements en position latérale, mains tenues derrière la tête.

Bicyclette (débutant)

Pour effectuer cet exercice, il suffit de pédaler comme sur une bicyclette, à cette différence près qu'on est couché sur le côté.

Préparation

Vous êtes donc couché sur le côté, en appui sur un coude. L'une de vos mains soutient votre tête et l'autre est placée derrière, comme dans la figure 8-3a. Vous avez les jambes jointes et allongées légèrement en avant.

Vos genoux sont en position parallèle, et non ouverts vers l'extérieur. Vos pieds sont en extension. Pendant cet exercice, vous veillerez à garder les hanches dans le même plan frontal.

BONNE IDÉE

Si cet exercice vous donne du fil à retordre, appuyez la paume de votre main libre au sol, pour vous soutenir.

Exécution

Respiration continue. Soulevez légèrement la jambe supérieure, pour la placer à hauteur de votre hanche. En pointant les orteils, lancez-la aussi loin que possible en avant, tout en préservant la stabilité de votre torse (figure 8-3b). Fléchissez ensuite le genou et entamez un mouvement de pédalage (figure 8-3c). À la fin de ce mouvement, quand votre jambe est en arrière, allongez-la et lancez-la de nouveau vers l'avant pour recommencer.

Après 3 pédalages en avant, effectuez 3 fois le mouvement en marche arrière : lancez la jambe vers l'arrière et fléchissez le genou avant de revenir vers l'avant, en tendant la jambe.

Conseils

- Si besoin est, n'hésitez pas à poser la paume au sol devant vous pour maintenir votre équilibre tout au long de l'exercice.
- Gardez la nuque allongée et décrispée.
- Veillez à garder les hanches et les épaules de face.

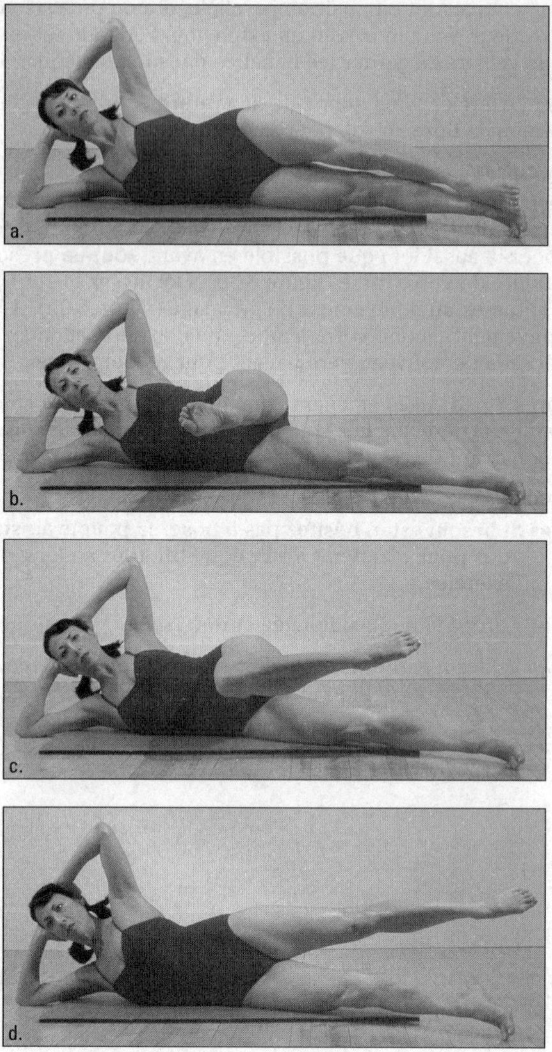

Figure 8-3 : La Bicyclette.

Montée / Descente en parallèle (débutant)

L'exercice de Montée / Descente en parallèle a pour finalité de renforcer les petits et moyens fessiers, muscles latéraux des hanches. Vous allez voir, ça chauffe !

Préparation

Couché sur le côté, vous êtes en appui sur un coude et avez la tête sur la main. Pour vous soutenir, placez sur le tapis devant vous l'autre main, paume vers le bas. Vos jambes doivent être droites, jointes et légèrement en avant de votre torse. Vos genoux sont en position parallèle et non ouverts vers l'extérieur, comme dans la figure 8-4a. Vos pieds sont en extension. Pendant cet exercice, vous veillerez à garder les hanches dans le même axe.

Exécution

Inspiration. Élevez la jambe supérieure à environ 30 centimètres du sol (figure 8-4b).

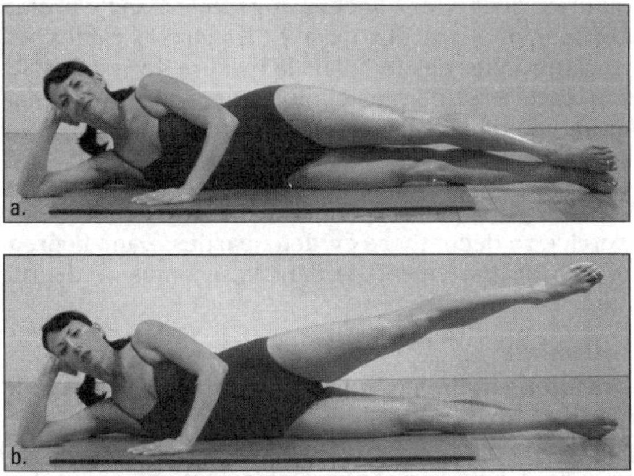

Figure 8-4 : Montée / Descente en parallèle.

Expiration. Fléchissez maintenant le pied puis ramenez la jambe en position de départ, tout en rentrant le nombril et en contractant les fessiers.

Lorsque vous abaissez la jambe, pensez que vous appuyez sur un ressort imaginaire, qui exerce une résistance à l'intérieur de la cuisse. Poussez le talon de la jambe supérieure le plus loin possible, comme si celle-ci pouvait dépasser l'autre en longueur.

Exécutez 8 répétitions en alternant flexion et extension du pied.

Conseils

- Faites porter votre poids sur la main posée au sol. Ainsi, vous conserverez votre équilibre.
- N'oubliez pas d'allonger et de décontracter la nuque.
- Veillez à garder les hanches et les épaules de face.

Brise-miche (débutant)

Le Brise-miche fait travailler le muscle moyen fessier, situé sur le côté, – vous savez, ce que dévoile un maillot de bain échancré. Il va vous faire gémir de douleur mais au moins, vous aurez la satisfaction d'arborer des hanches aussi fermes que vous le rêviez.

Préparation

Couché sur le côté et appuyé sur un coude, soutenez votre tête d'une main et posez l'autre à plat sur le tapis, pour vous équilibrer. Fléchissez hanches et genoux à angle droit puis tendez la jambe supérieure. Si vous avez les jambes raides, essayez de vous rapprocher des 90° dans la mesure de vos possibilités. Pour rendre cette posture plus confortable, vous pouvez également plier un peu plus le genou. Fléchissez le pied qui se trouve sur le dessus (figure 8-5a).

Exécution

L'exercice se décompose en deux parties. Dans la première, on faits de brefs battements et dans la seconde, on décrit des cercles.

Battements

Respiration continue. En poussant le talon le plus loin possible, soulevez et abaissez la jambe supérieure, par petites impulsions (figure 8-5b). Faites 8 battements, en accentuant le mouvement vers le haut. Pensez : « Encore plus haut, plus haut, toujours plus haut... »

Cercles

Respiration continue. En poussant toujours le talon le plus loin possible, faites de petits cercles, comme si vous vouliez les peindre sur le mur qui vous fait face. Tournez 8 fois dans un sens et 8 fois dans l'autre.

Pour faire la transition avec l'exercice suivant, allongez la jambe inférieure, fléchissez la jambe supérieure et posez le genou sur le tapis devant l'autre jambe. Vous voilà en place pour les Cuisses en béton.

Conseils

- Veillez à garder les hanches et les épaules de face.
- Évitez de tourner le genou vers l'intérieur.

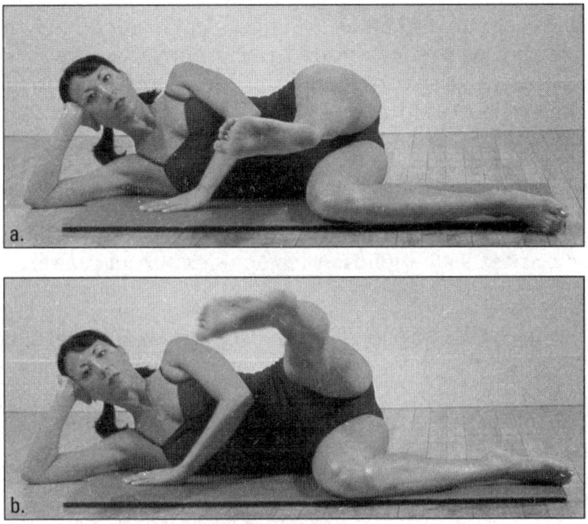

Figure 8-5 : Le Brise-miche.

Cuisses en béton (débutant)

Les femmes me demandent toujours comment raffermir l'intérieur de leurs cuisses. Eh bien, mesdames, voici de quoi répondre à vos attentes ! Pendant ce temps, vos fessiers profiteront d'un repos bien mérité.

Préparation

Couché sur le côté, vous vous soutenez la tête d'une main et avez l'autre posée sur le tapis. Pliez la jambe supérieure et amenez-la devant vous, de sorte de laisser de la place à l'autre pour s'élever (figure 8-6a).

Exécution

Inspiration et expiration. Fléchissez le pied inférieur et poussez le talon aussi loin que possible. Levez et baissez la jambe inférieure par grands battements (figure 8-6b). Tentez de monter aussi haut que possible sans pour autant perdre l'équilibre ni la maîtrise de votre mouvement. Pensez à faire partir celui-ci de l'abdomen ; pour cela, rentrez le nombril à chaque impulsion vers le haut.

Effectuez 10 allers-retours en accentuant le mouvement ascendant. Pensez : « Plus haut, encore plus haut, plus haut... »

Joignez ensuite les jambes, allongées en position latérale, légèrement en avant de votre tronc. Appuyez-vous sur votre bras libre pour assurer votre équilibre. Vous pouvez maintenant enchaîner sur la Montée / Descente en ouverture.

Conseils

- Montez la jambe aussi haut que possible pour faire travailler l'intérieur de votre cuisse au maximum.
- Gardez les hanches et les épaules sur un plan frontal.

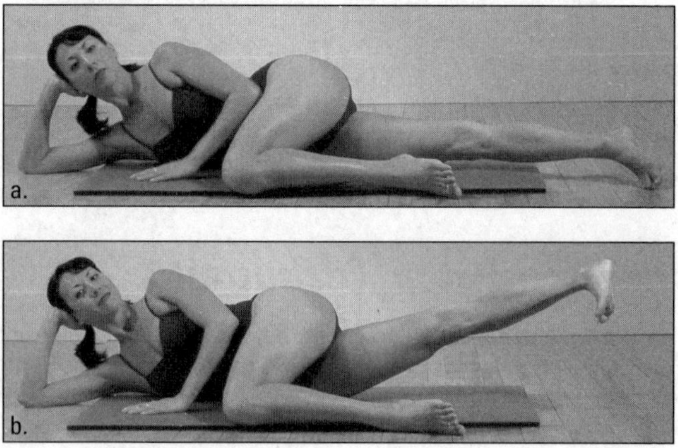

Figure 8-6 : Cuisses en béton.

Montée / Descente en ouverture (débutant)

La jeune femme qui pose sur les photos pour cet exercice est une danseuse classique d'une incroyable souplesse. Par conséquent, si vous ne parvenez pas à reproduire ses mouvements à l'identique, ne vous faites pas de soucis.

Cet exercice s'effectue jambes tournées vers l'extérieur. Il se distingue en cela de la Montée / Descente en parallèle.

Préparation

Couché sur le côté, vous avez les jambes allongées légèrement vers l'avant de votre corps, genoux tournés vers l'extérieur. Coude fléchi, appuyez votre tête sur une main tandis que vous vous soutenez de l'autre, posée sur le tapis (figure 8-7a). Pour stabiliser votre mouvement, vous pouvez tourner votre pied inférieur vers le sol.

Exécution

Inspiration. Lancez la jambe supérieure vers le haut. Dans la figure 8-7b, le modèle monte vraiment très, très haut. Ne vous croyez pas obligé d'égaler cet exploit.

Expiration. Une fois votre jambe en l'air, fléchissez le pied comme l'illustre la figure 8-7c puis revenez en position de départ. Rentrez le ventre et contractez les fessiers en redescendant la jambe.

IMAGE MENTALE

Lorsque vous abaissez la jambe, pensez que vous appuyez sur un ressort imaginaire. Poussez le talon de la jambe supérieure le plus loin possible, comme si elle pouvait dépasser l'autre en longueur.

Exécutez 8 répétitions de chaque côté, puis passez à la Montée / Descente avec passé.

Conseils

- Pour ne pas perdre l'équilibre, faites porter votre poids sur la main qui est au sol.
- N'oubliez pas de garder la nuque allongée et détendue.
- Veillez à conserver hanches et épaules sur un même plan.
- Quand vous levez la jambe, évitez de la fléchir. Ne la montez que tant qu'il vous est possible de la garder droite.
- Ne tournez pas les genoux vers l'intérieur. Ils doivent rester en ouverture autant que possible.

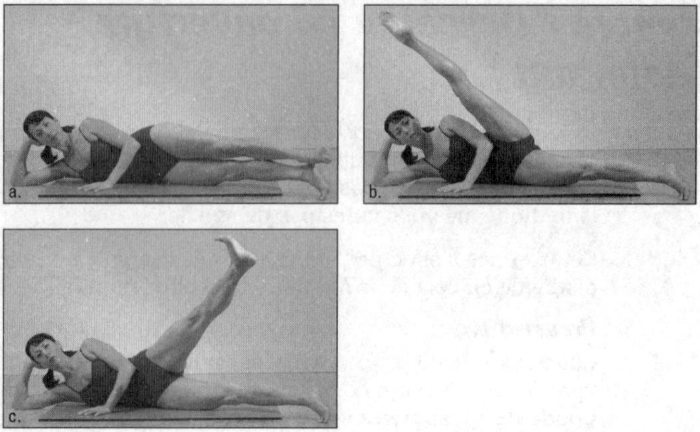

Figure 8-7 : Montée / Descente en ouverture.

Montée / Descente avec passé

Comme dans l'exercice précédent, ne vous laissez pas impressionner par la souplesse du modèle. La Montée / Descente avec passé a pour but de renforcer les hanches, les fessiers, ainsi que l'extérieur des cuisses tout en étirant l'intérieur.

Préparation

Couché sur le côté, vous avez les jambes allongées un peu en avant, hanches ouvertes et genoux tournés vers l'extérieur. Sur un coude plié, appuyez votre tête sur une main tandis que vous vous soutenez de l'autre, posée au sol (figure 8-8a). Pour vous stabiliser davantage lors de vos mouvements, vous pouvez tourner votre pied inférieur vers le sol. Gardez les deux pieds en extension du début à la fin de l'exercice.

Exécution

Inspiration. Fléchissez la jambe supérieure en élevant le genou vers le plafond (figure 8-8b). De votre pied en extension, essayez de toucher le creux du genou resté au sol (comme dans le mouvement de « passé » des danseurs classiques) puis tendez la jambe en l'air (figure 8-8c).

IMAGE MENTALE

Imaginez que vous effectuez l'exercice dans un bain de miel, qui oppose une résistance aux mouvements de votre jambe.

Expiration. Ramenez la jambe contre l'autre, en l'étirant au maximum.

Répétez ces mouvements 4 fois avant de les effectuer en sens inverse, comme indiqué ci-dessous.

Inspiration. Lancez la jambe supérieure en l'air.

Expiration. Fléchissez le genou et essayez de toucher de votre pied le creux de l'autre genou. Allongez ensuite la jambe supérieure pour la ramener contre l'autre.

Reproduisez ces mouvements 4 fois puis joignez les jambes pour exécuter le Huit.

Conseils

- Afin de conserver votre équilibre, faites reposer votre poids sur la main posée au sol.
- Gardez la nuque allongée, sans crisper le cou.
- Gardez les épaules et les hanches sur un même plan.
- Quand vous levez la jambe, gardez-la droite. Ne la montez que tant que vous pouvez le faire sans la fléchir.
- Quand vous levez la jambe, évitez de tourner les genoux vers l'intérieur.

BONNE IDÉE

Talons pressés

Toujours pas rassasié ? Vous voulez encore travailler vos fessiers et vos cuisses ? Voici un petit supplément, les Talons pressés. Il s'insère, si on le souhaite, à mi-parcours de la série des Battements en position latérale. Une fois celle-ci terminée d'un côté, placez-vous sur le ventre pour vous offrir cet intermède ; vous roulerez ensuite sur l'autre côté pour poursuivre la série.

Couché à plat ventre, placez vos mains sous votre front. Écartez les jambes, fléchissez les genoux puis rapprochez vos talons l'un de l'autre. Ceux-ci doivent pointer vers le haut.

Respiration continue. Pressez les talons l'un contre l'autre en contractant les fessiers et en appuyant le bassin sur le tapis. Rentrez le nombril comme pour lui faire toucher votre colonne vertébrale, en imaginant que vous devez glisser une feuille de papier sous votre ventre. Tenez ainsi pendant 1 cycle respiratoire entier puis relâchez. Effectuez l'exercice 8 fois.

Les Talons pressés sont très efficaces pour tonifier les muscles du postérieur. Vous ne manquerez pas de le ressentir, notamment, au niveau du grand fessier.

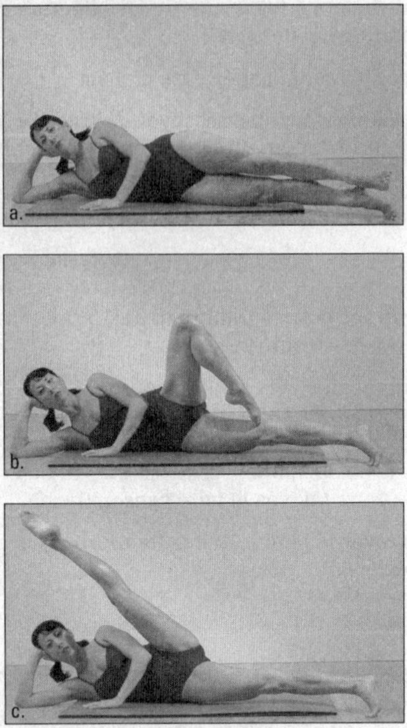

Figure 8-8 : Montée / Descente avec passé.

Huit (intermédiaire)

La difficulté du Huit survient au moment où on effectue le mouvement en sens inverse, mais elle est plutôt amusante. Outre qu'il raffermit les fessiers et l'intérieur des cuisses, il tonifie la concentration. À vrai dire, il s'avère sans doute plus fatigant pour les méninges que pour les muscles.

Préparation

On commence dans la même position que dans les exercices de Montée / Descente en ouverture ou avec passé. Couché sur le côté, vous avez les jambes légèrement en avant, tendues et jointes, genoux légèrement ouverts, en Première position. Appuyez-vous sur un coude tandis que vous assurez votre équilibre de l'autre main, posée devant vous (figure 8-9a). Pour améliorer votre stabilité, vous pouvez tourner le pied inférieur vers le sol.

Exécution

Respiration continue. Soulevez légèrement la jambe supérieure puis dessinez un chiffre 8 de la pointe du pied, comme dans les figures 8-9b et c. Quand vous déplacez la jambe vers l'arrière, serrez les fessiers et faites appel au Creusement abdominal pour garder votre stabilité.

Tracez ainsi 4 fois le chiffre 8 puis recommencez 4 fois en sens inverse. Réunissez maintenant les jambes pour passer au plat de résistance de ce chapitre, le Grand Rond de jambe.

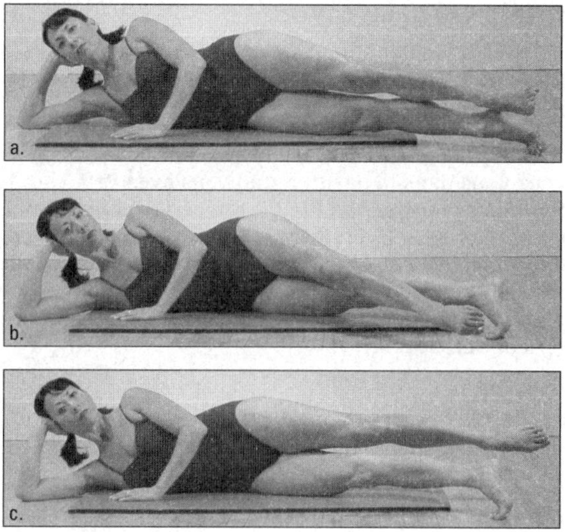

Figure 8-9 : Le Huit.

Conseils

- Faites porter votre poids sur la main posée au sol afin de ne jamais vous déséquilibrer.
- Chaque fois que vous déplacez la jambe vers l'arrière, sentez vos fessiers travailler.
- Gardez épaules et hanches sur un plan frontal.
- Évitez de tourner les genoux vers l'intérieur.

Grand Rond de jambe (avancé)

Le Grand Rond de jambe, dont le nom est directement inspiré du ballet classique, constitue de loin mon exercice cuisses–fessiers favori. En effet, pour faire travailler cette région du corps, il n'est pas de mouvement plus efficace que le déplacement de la jambe du côté vers l'arrière et vice versa. D'ailleurs, lorsqu'on l'effectue correctement et lentement, on éprouve une nette sensation de brûlure. Ne trichez jamais en élevant la jambe par brusques saccades, vos fessiers ne tireraient pas tout le bénéfice – pourtant bien mérité – de l'opération !

Pour faire travailler à fond vos fessiers et l'extérieur de vos cuisses, l'astuce consiste à procéder lentement dans les passages difficiles.

Préparation

Placez-vous dans la position que vous avez déjà adoptée à de nombreuses reprises au fil de cette série : couché sur le côté, jambes allongées légèrement en avant, hanches ouvertes et genoux orientés vers l'extérieur. En appui sur un coude, vous vous soutenez de l'autre main, posée au sol pour assurer votre stabilité. Pour améliorer celle-ci, vous pouvez tourner votre pied inférieur vers le sol.

Exécution

Inspiration. Déplacez votre jambe supérieure en avant, le plus loin possible, en évitant de tourner les genoux vers l'intérieur et de vous déséquilibrer (figure 8-10a).

Expiration. Continuez le mouvement vers le haut de manière à rapprocher la jambe autant que possible de votre oreille. Pour conserver la stabilité de votre torse, contractez les fessiers et utilisez le Creusement abdominal (figure 8-10b).

Inspiration. Le cercle se poursuit la jambe en arrière. Par rapport à votre torse, celle-ci ne doit toutefois pas former un angle de plus de 15°, comme l'indique la figure 8-10c. Prenez soin de ne pas arquer le dos. Continuez à abaisser la jambe jusqu'à la hauteur de votre hanche.

Imaginez que, tandis que vous tracez le plus grand cercle possible de la pointe du pied, quelqu'un vous tire vigoureusement par la cheville.

Expiration. Ramenez la jambe qui travaille contre l'autre.

Après avoir effectué 3 ronds de jambe, renouvelez l'opération à 3 reprises en sens inverse.

Conseils

- Pour garder l'équilibre tout au long de l'exercice, faites bien reposer votre poids sur la main qui est au sol.
- Chaque fois que vous déplacez votre jambe vers l'arrière, sentez le travail de vos fessiers.
- Veillez à garder les épaules et les hanches alignées sur un même plan.
- Ne tournez pas les genoux vers l'intérieur. Celui de la jambe qui travaille doit rester orienté vers le haut.

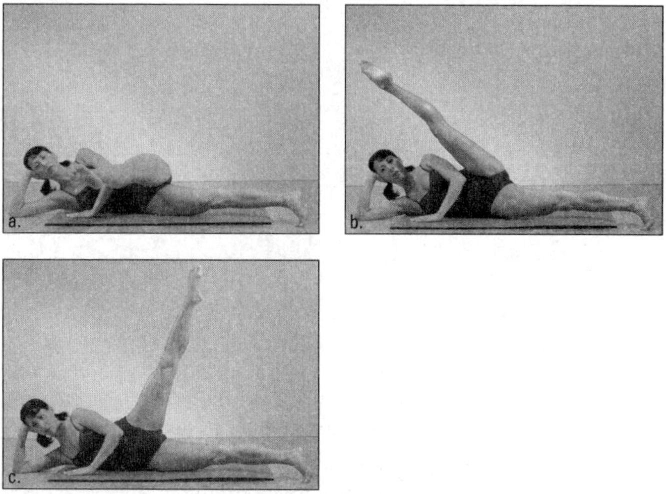

Figure 8-10 : Grand Rond de jambe.

Troisième partie

Exercices avec accessoires et machines

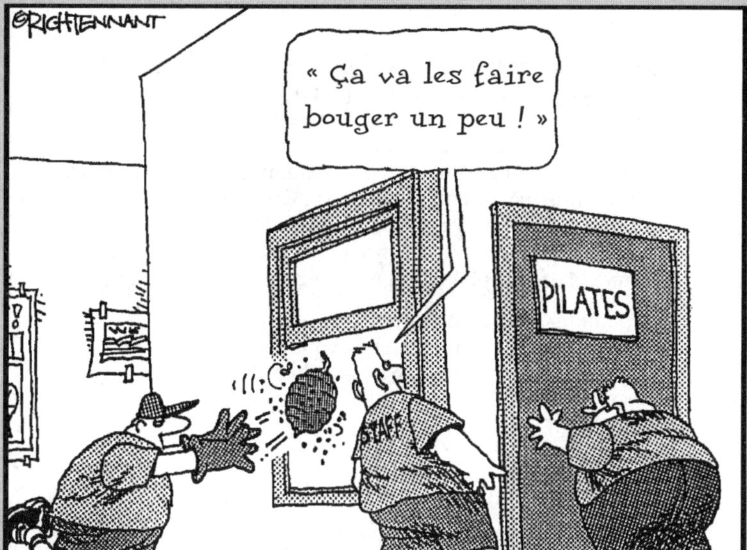
©RICHTENNANT
« Ça va les faire bouger un peu ! »
PILATES
STAFF

Dans cette partie...

Pour diversifier et approfondir votre programme Pilates, vous pouvez compléter votre tapis de sol par quelques accessoires. Dans cette partie, je vais vous en présenter quelques-uns, particulièrement efficaces : boudin de mousse, balle et gros ballon. Je vous apprendrai aussi à tirer parti d'un simple mur. Enfin, vous vous demandez sans doute à quoi ressemble un studio Pilates. Je satisferai donc votre curiosité au chapitre 12, consacré au machines spécialement utilisées dans la méthode.

Rappelons qu'un modeste tapis suffit pour accéder à l'essentiel de Pilates. Mais si vous voulez élargir votre répertoire, cette partie est pour vous !

Chapitre 9

Un allié en mousse : le boudin

Dans ce chapitre :

- Un boudin qui vous veut du bien
- Exercices spécifiques

Vous ne sauriez imaginer le succès du boudin auprès de mes élèves. Ils ne peuvent plus se passer de cet accessoire d'une incroyable efficacité. Pourtant, ce n'est jamais qu'un humble cylindre de mousse. Pour l'admirer en pleine action, jetez un coup d'œil sur les pages suivantes.

Mon équipe de professeurs et moi-même avons recours au boudin pour aider nos élèves à étirer leurs pectoraux (muscles de la poitrine) et pour réaligner la partie supérieure de leur colonne vertébrale. En outre, c'est l'un des meilleurs moyens de soulager les douleurs dorsales et cervicales et il sert d'instrument de massage pour une quantité de muscles. En fait, il a des centaines d'usages. Je ne mentionne dans ce chapitre que les exercices que je préfère parmi tous ceux qui se réalisent à l'aide de cet objet.

S'il s'avère trop difficile pour vous de rester en appui sur votre rouleau de mousse sans vous crisper, cela signifie que vous n'êtes pas suffisamment préparé à ce genre d'exercices. Essayez, par conséquent, de les exécuter simplement au sol. Quand vous les maîtriserez au tapis, vous reviendrez au boudin !

De même que les séries précédemment décrites, les exercices de ce chapitre sont étudiés pour s'enchaîner les uns aux autres. Par conséquent, effectuez-les dans l'ordre. À l'exception du Cygne, ils commencent tous dans la même position ; la transition de l'un à l'autre se réalise donc de la façon la plus fluide qui soit.

Le boudin faisait partie, à l'origine, de la panoplie utilisée dans la méthode Feldenkrais. Comme Pilates, cette technique, qui vise à la « conscience par le mouvement », aide ses adeptes à établir un rapport plus étroit avec leur corps et à en parfaire le placement. Bien que le boudin n'appartienne pas au répertoire Pilates classique, il s'adapte à merveille aux exercices de la méthode car il aide ceux qui la pratiquent à mieux sentir l'alignement et le maintien auxquels ils s'efforcent d'aboutir.

Remarque : Tous les exercices présentés dans ce chapitre sont de niveau débutant.

Exercices présentés dans ce chapitre

Les exercices présentés dans ce chapitre se divisent en deux catégories : ceux qui se réalisent dans la position de base (boudin sous le dos, dans le sens de la colonne vertébrale) et les autres. C'est votre servante qui a élaboré les premiers afin de vous aider à ouvrir et à étirer vos pectoraux, à aligner nuque et épaules et à décrisper votre cou et le haut de votre dos. Il s'agit là d'une façon idéale de débuter vos séries au tapis car, une fois ce travail d'ouverture accompli, il devient plus facile d'assimiler les exercices Pilates au sol et de placer correctement votre colonne vertébrale.

Exercices en position de base

- Décollement des épaules
- Extension / Cercles des bras
- Ailes de poulet
- Volées de neige

Autres exercices au boudin

- Petits Pas
- Cygne

Décollement des épaules

Je décris au chapitre 4 la version de cet exercice qui s'effectue au tapis. L'utilisation du boudin de mousse favorise encore mieux le travail de dissociation et de placement des épaules.

Préparation

Asseyez-vous à l'extrémité du cylindre puis posez votre dos dessus en enroulant doucement vos vertèbres. Pour contrôler votre mouvement, placez les mains sur le sol. Vous devez être maintenant couché sur le dos, le boudin sous la colonne vertébrale et sous la tête. Vous tenez les genoux fléchis et les pieds à plat au sol, dans le prolongement de vos hanches. Étendez vos bras le long de votre corps, paumes tournées vers le bas. Si vous êtes installé trop haut ou trop bas sur le rouleau, rectifiez votre position. Couché sur un cylindre de mousse, vous êtes en posture trop instable pour rester en Neutralité vertébrale. Par conséquent, collez vos lombaires au boudin à l'aide du Creusement abdominal. (La Neutralité vertébrale et le Creusement abdominal sont deux notions introduites au chapitre 3.)

Exécution

Inspiration. Tendez les bras vers le ciel en décollant les omoplates du boudin (figure 9-1a).

Expiration. Détendez-vous au maximum tout en gardant les bras à la verticale. Relâchez vos muscles dorsaux pour faire redescendre vos omoplates (figure 9-1b).

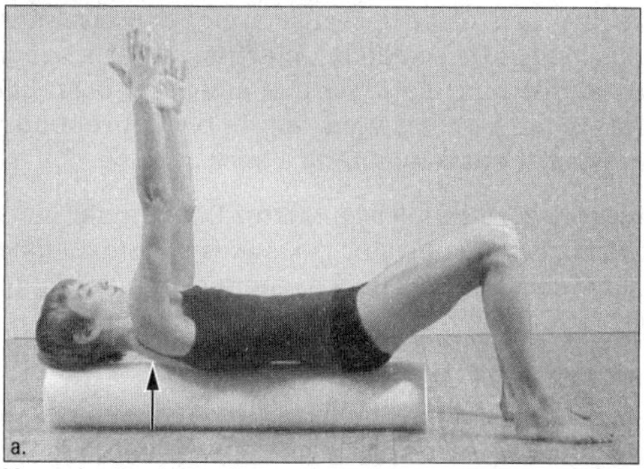

Montez les épaules au-dessus du boudin...

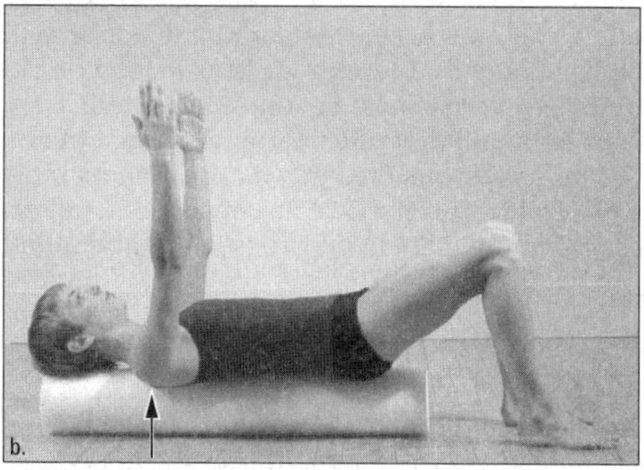

puis laissez-les retomber vers le sol.

Figure 9-1 : Décollement des épaules.

Effectuez ce va-et-vient à 4 reprises. La dernière fois, laissez lentement descendre vos omoplates en imaginant qu'elles se fondent dans votre dos. Poussez-les bien vers le bas de votre tronc, en sentant le travail de vos muscles. Cette idée d'abaissement des omoplates dans le dos, très importante dans Pilates, revient sans cesse dans la pratique de la méthode.

Conseils

- Lors de la phase d'expiration, laissez vraiment vos bras et vos omoplates s'abaisser sous l'effet de la pesanteur.
- Dans le mouvement de descente, ne pliez pas les bras.

Extension / Cercles des bras

Cet exercice s'effectue au tapis (chapitre 4) comme à l'aide du boudin de mousse. De même que le Décollement des épaules, il s'avère encore plus efficace réalisé avec cet accessoire, dans l'accomplissement de ses deux objectifs : étirer les muscles pectoraux et dorsaux, d'une part, et améliorer la stabilité du buste, d'autre part. Si cela vous fait du bien et répond à votre attente, n'hésitez pas à maintenir l'étirement.

Si vous manquez de souplesse, mettez l'accent sur l'ouverture de votre poitrine. Si, au contraire, vous êtes souple comme une anguille, cherchez en priorité à gagner en stabilité du torse. Attention : ne décollez pas le dos du boudin !

Préparation

Puisque vous venez d'effectuer les Décollements des épaules, vous devez déjà vous trouver dans la position de départ qui convient. Vous êtes donc couché sur le dos, le boudin sous la colonne vertébrale et sous la tête. Vous tenez les genoux fléchis et les pieds à plat au sol, écartés par une distance égale à la largeur de vos hanches. Étendez les bras le long de votre corps, paumes tournées vers le bas. Si vous êtes installé trop haut ou trop bas sur le boudin, rectifiez votre position. Couché sur un cylindre de mousse, vous êtes en posture trop instable pour rester en Neutralité vertébrale. Par conséquent, collez vos lombaires au boudin à l'aide du Creusement abdominal.

Exécution

Inspiration. Tendez les bras vers le haut. L'écart qui les sépare équivaut à la largeur de vos hanches (figure 9-2a).

Expiration. Pensez tout d'abord à solidariser votre thorax et votre abdomen. Tendez maintenant les bras derrière votre tête, à hauteur des oreilles. Si vous êtes très noué dans la région des épaules, cela ne vous sera peut-être pas possible. Contentez-vous alors d'atteindre une position où vous ressentez un étirement. Prenez conscience du contact de votre dos entier sur le cylindre. Pour éviter de décoller le thorax du boudin, mobilisez vos abdominaux supérieurs (figure 9-2b).

Inspiration. Amenez maintenant les bras sur le côté puis le long de votre corps et, enfin, reprenez la position de départ en les tirant bien vers le haut. Pendant que vous décrivez ce cercle, faites-les glisser lourdement au sol.

Répétez l'exercice 3 fois dans un sens, puis dans l'autre.

À la fin du dernier cercle, redescendez les bras derrière votre tête, en vous efforçant de les garder au sol. Laissez vos dos se cambrer et ouvrez la poitrine. Inspirez à fond afin de remplir vos poumons et d'élargir votre cage thoracique. Ce mouvement servira de transition avec l'exercice suivant, baptisé Ailes de poulet.

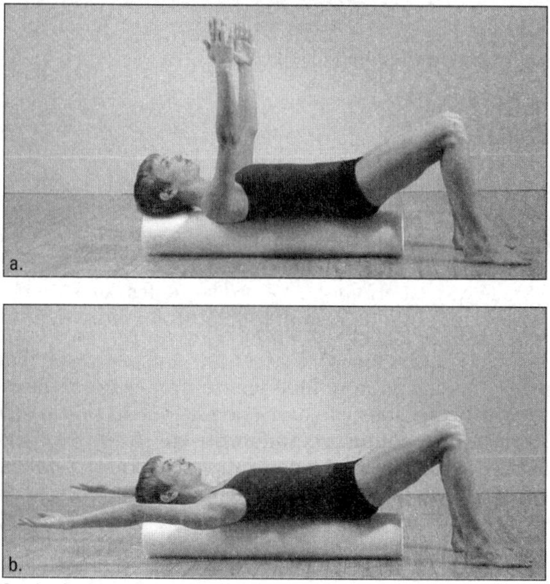

Figure 9-2 : Extension / Cercles des bras.

Gardez le dos contre le boudin.

Conseils

- Veillez à conserver une stabilité absolue de votre torse en gardant la cage thoracique abaissée jusqu'au dernier cercle.
- Quand vous commencez l'exercice, prenez soin de descendre vos épaules loin de vos oreilles.
- Évitez de cambrer le haut du dos jusqu'à la fin : c'est là le but essentiel de cet exercice ! Il faut s'opposer à la tendance naturelle du thorax à suivre le mouvement des bras vers le haut. Dans la figure 9-3, le modèle a le dos décollé du boudin. C'est pour vous montrer ce qu'il ne faut pas faire… sauf au dernier moment, où vous êtes autorisé et même fortement incité à vous étirer.

Figure 9-3 : Extension / Cercles des bras : ce qu'il ne faut pas faire !

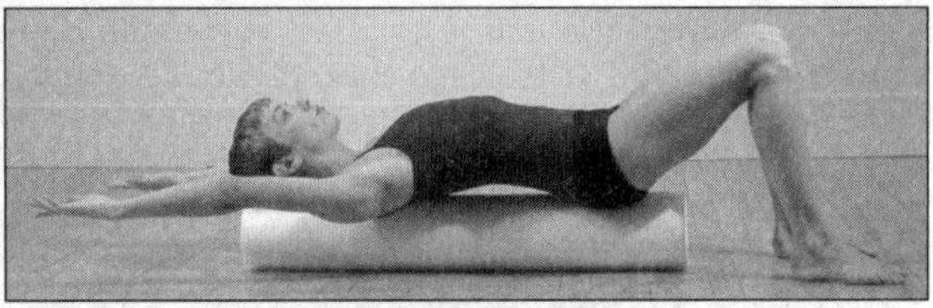

Vous ne devez pas décoller le dos du boudin.

Ailes de poulet

Supposons que vous soyez un poulet et qu'en guise d'omoplates, vous ayez des ailes. Autre effort d'imagination : pendant cet exercice, il vous faudra, en outre, penser à descendre vos omoplates dans votre dos, pour entrer en contact avec le gallinacé qui est en vous… Je crois que les Ailes de poulet ont été inventées par l'un de mes premiers professeurs de Pilates, Jennifer Stacey.

BONNE IDÉE

Cet exercice est tout indiqué pour étirer les pectoraux et les muscles des épaules. Si, pour une raison ou pour une autre, ses effets sont trop intenses, exécutez-le sur le tapis. Quand vos muscles se seront un peu dénoués, vous pourrez de nouveau tenter l'expérience sur le cylindre de mousse.

Préparation

À la fin des Extension / Cercles des bras, vous devez être dans la position adéquate pour débuter les Ailes de poulet. Vous êtes donc couché sur le dos, le rouleau de mousse sous la colonne vertébrale et sous la tête. Vous tenez les genoux fléchis et les pieds à plat au sol, dans le prolongement de vos hanches.

Étendez vos bras le long de votre corps, paumes tournées vers le bas. Si vous êtes installé trop haut ou trop bas sur le boudin, rectifiez votre position. Couché sur un cylindre de mousse, vous êtes en posture trop instable pour rester en Neutralité vertébrale. Par conséquent, collez vos lombaires au boudin à l'aide du Creusement abdominal.

Exécution

Inspiration. Tendez les bras à hauteur de vos oreilles et en direction du mur situé derrière vous (figure 9-4a). Ouvrez la poitrine et laissez votre dos décoller légèrement du boudin.

Expiration. Fléchissez lentement les coudes puis ramenez-les vers le bas en essayant de leur faire toucher le sol, comme si vous vouliez saisir quelque chose dans une poche arrière (figure 9-4b). Si vous manquez de souplesse, limitez-vous à les tenir le plus bas possible sans que cette posture devienne trop inconfortable. Tentez de garder les coudes pliés à angle droit. Imaginez qu'avec vos muscles dorsaux, vous tirez vos omoplates vers le bas de votre tronc. Une fois que vous avez descendu les coudes le plus bas possible, dépliez-les et amenez vos bras le long de votre corps.

Inspiration. Tournez les paumes vers le ciel. Voilà, la transition vers les Volées de neige est faite !

Les Ailes de poulet et les Volées de neige sont à effectuer en alternance, 3 fois chacun.

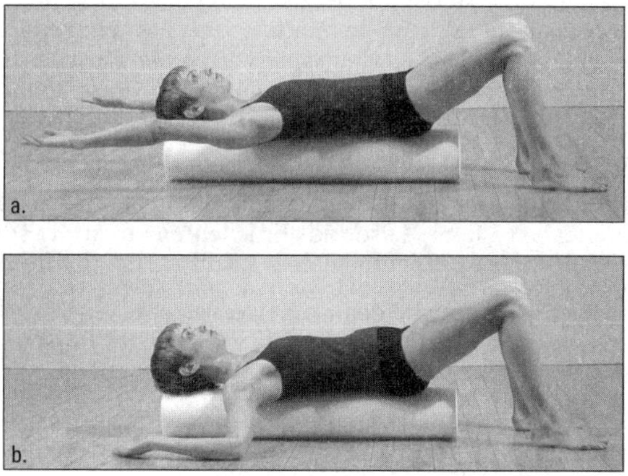

Figure 9-4 : Les Ailes de poulet.

Conseils

- Pour profiter d'un étirement maximal, laissez descendre vos bras au sol.
- Pour mieux étirer vos pectoraux, décollez légèrement le dos du boudin.
- En cours de mouvement, tenez toute position qui vous semble favoriser particulièrement votre étirement. N'oubliez pas d'inspirer profondément.

Volées de neige

En hiver, quand j'étais petite, nous adorions nous rouler dans la neige en agitant les bras pour l'envoyer en l'air. Aujourd'hui, bien que j'habite depuis quinze ans en Californie, je me plais toujours à jouer aux Volées de neige… en pensée. L'exercice du même nom est excellent pour améliorer l'alignement des épaules et étirer les pectoraux.

Préparation

À la fin des Ailes de poulet, vous êtes dans la position qui convient pour enchaîner sur les Volées de neige. Vous êtes donc couché sur le dos, le boudin sous la colonne vertébrale et sous la tête. Vous tenez les genoux fléchis et les pieds à plat au sol, écartés par une distance égale à la largeur de vos hanches. Étendez les bras le long de votre corps, paumes tournées vers le haut. Si vous êtes installé trop haut ou trop bas sur le boudin, rectifiez votre position. Couché sur un cylindre de mousse, vous êtes en posture trop instable pour rester en Neutralité vertébrale. Par conséquent, collez vos lombaires au boudin à l'aide du Creusement abdominal. Inspirez à fond.

Exécution

Expiration. Tout en descendant vos omoplates dans votre dos, commencez à faire glisser vos bras lentement sur le sol, jusqu'à ce qu'ils soient perpendiculaires à votre torse (figure 9-5a).

IMAGE MENTALE

Imaginez-vous couché dans la neige, remuant les bras pour en envoyer en l'air. Activez pour cela vos muscles dorsaux. Votre poitrine est relâchée et ouverte.

Inspiration. Continuez à faire glisser vos bras en arc de cercle jusque derrière votre tête. Pour bénéficier d'un meilleur étirement des pectoraux, faites lourdement peser vos bras sur le sol (figure 9-5b).

Expiration. Ramenez les bras vers le bas à l'aide du mouvement suivant, issu des Ailes de poulet : pliez lentement les coudes à angle droit et descendez-les au sol et vers le bas, comme si vous cherchiez à atteindre quelque chose dans une poche arrière. Vous n'êtes pas assez souple pour toucher le sol de vos coudes ? Faites votre maximum, sans que cette posture ne provoque de gêne excessive. Pensez à vos muscles dorsaux, qui tirent vos omoplates vers le bas de votre torse. Une fois vos coudes descendus au maximum, allongez les bras et amenez-les le long de votre corps.

Alternez les Volées de neige (mouvement ascendant des bras) et les Ailes de poulet (mouvement descendant), à 3 reprises.

Conseils

- Essayez de ne déplacer vos bras qu'à l'aide de vos muscles dorsaux et faites-les glisser le plus lourdement possible sur le sol.
- En cours de mouvement, tenez toute position qui favorise particulièrement votre étirement. N'oubliez pas d'inspirer profondément.

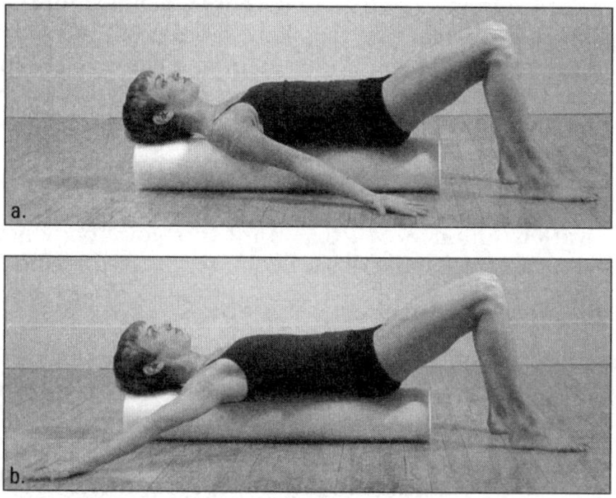

Figure 9-5 : Volées de neige.

Petits pas

Tout exercice au tapis devient plus « corsé » dès lors qu'on l'effectue à l'aide du boudin. Les Petits Pas n'échappent pas à la règle. Comme vous avez pu le constater en étudiant le chapitre 4, ils sont déjà plutôt difficiles à exécuter sur le plancher des vaches. Alors, sur un rouleau de mousse qui se tortille de part et d'autre, vous pensez… Pour empêcher celui-ci de se dérober, vous allez devoir solliciter encore plus instamment vos abdominaux.

Plus précisément, les Petits Pas ont pour finalité de mettre à l'épreuve la force et la stabilité de vos abdominaux inférieurs. Le but du jeu consiste à déplacer les jambes de haut en bas et vice versa, sans bouger le bassin. Pour le principe, c'est simple. Mais cela demande une bonne dose de force intérieure. Pas question de perdre l'équilibre !

Pour vous stabiliser, n'hésitez pas à exercer une pression de vos bras sur le sol. Veillez aussi à garder la totalité de votre dos collé au cylindre de mousse (figure 9-6a).

Préparation

Maintenant que vous avez fait les Volées de neige, vous devez vous trouver dans la position de départ des Petits Pas. Vous êtes couché sur le dos, le boudin sous la colonne vertébrale et sous la tête. Vous tenez les genoux fléchis et les pieds à plat au sol, écartés par une distance égale à la largeur de vos hanches. Étendez les bras le long de votre corps, paumes tournées vers le bas. Si vous êtes installé trop haut ou trop bas sur le boudin, rectifiez votre position. Couché sur un cylindre de mousse, vous êtes en posture trop instable pour rester en Neutralité vertébrale. Par conséquent, collez vos lombaires au boudin à l'aide du Creusement abdominal. Inspirez à fond.

Exécution

Expiration. Enfoncez votre nombril vers votre colonne vertébrale et amenez votre genou droit, fléchi, sur votre poitrine (9-6b).

Inspiration. Maintenez cette position.

Expiration. Ramenez votre jambe droite sur le tapis en contrôlant votre mouvement à partir de vos abdominaux. Reprenez la position de départ.

Changez de côté et effectuez l'exercice 8 fois en tout.

Conseils

- Veillez à ne pas décoller le dos du cylindre et à ne pas laisser votre bassin osciller.
- Ne crispez pas le haut du corps. Gardez la nuque allongée et les épaules relâchées.

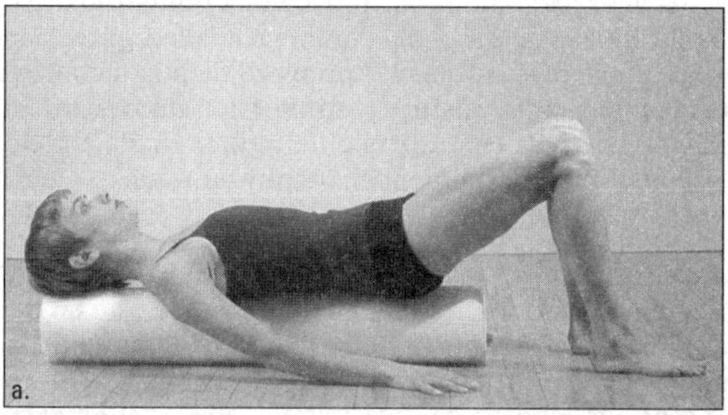

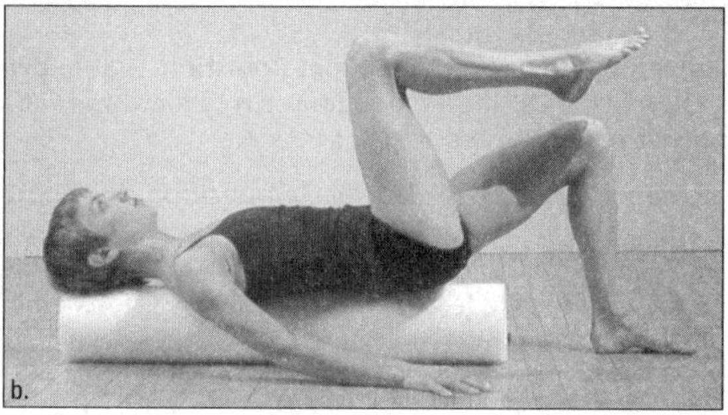

Figure 9-6 : Petits Pas.

Cygne

Le Cygne, mouvement de base, est une extension du dos. L'une de ses variantes, l'Envol du cygne, figure au chapitre 5. Réalisé sur le boudin, le Cygne permet d'apprendre en douceur à étirer sa colonne vertébrale, en favorisant l'alignement correct du cou et des épaules. Il présente aussi l'avantage de renforcer les muscles du cou et du haut du dos, ce qui est très important pour rectifier les postures avachies ou voûtées.

Préparation

Couché à plat ventre, vous avez le front sur le tapis. Vos bras sont devant vous, légèrement plus écartés que la largeur de vos épaules. Vous avez les poignets posés sur le boudin et les paumes face à face comme dans la figure 9-7a. Ouvrez les hanches de sorte d'avoir les genoux un peu tournés vers l'extérieur et les talons abaissés l'un vers l'autre.

Rien ne vous empêche d'écarter les jambes à votre convenance.

Si vous avez les hanches étroites, vous pouvez joindre les cuisses. Décollez le ventre du tapis, comme s'il fallait glisser une feuille de papier sous votre estomac. Appuyez l'os pubis contre le sol. Pour vous faciliter cette posture (rétroversion du bassin), contractez les fessiers. Votre centrale énergétique travaille à plein rendement ! Pour commencer, inspirez à fond.

Exécution

Expiration. Faites rouler lentement le boudin vers vous, en descendant les omoplates et en soulevant la tête en douceur. Placez-vous dans la position du Cygne, le sommet de la tête tiré vers le ciel, la poitrine décollée du tapis (figure 9-7b). Ne montez que tant que vous ne sentez aucune compression au creux des reins.

Inspiration. Tenez cette position. Pour tirer tout le bénéfice de cet exercice, il est inutile de monter très haut. Gardez le ventre rentré et continuez à serrer les fessiers.

Expiration. Revenez sur le tapis, en position de départ.

Effectuez l'exercice à 3 reprises.

Pour vous détendre le dos, reculez sur vos talons en position de repos, dos arrondi.

Conseils

- Tenez votre tête. Pour cela, votre cou doit être robuste et allongé.
- Ne laissez pas le bas de votre dos s'affaisser. Votre centrale énergétique doit rester sans cesse en action.

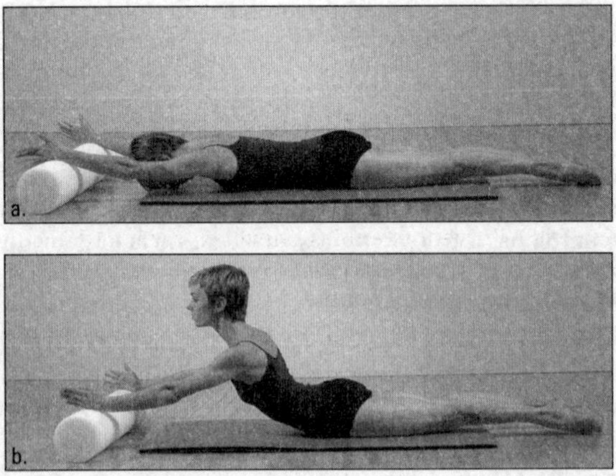

Figure 9-7 : Le Cygne.

Chapitre 10

Abracadabra ! La petite balle et le cercle magique

Dans ce chapitre :

- La différence entre le cercle et la balle
- Les avantages du cercle et de la balle

Le cercle magique est une pièce traditionnelle de la panoplie Pilates. Il consiste, pour l'essentiel, en un anneau de métal équipé d'un coussin de chaque côté, pour le tenir de façon plus commode. Chez moi, on l'utilise surtout dans le cadre d'exercices visant à muscler l'intérieur de la cuisse. Pour cela, on le place entre les genoux ou les chevilles. Il est également possible de s'en servir pour faire travailler les muscles de la poitrine (pectoraux), en le tenant dans les mains. Dans le monde entier, des professeurs Pilates ont mis au point des centaines de variantes d'exercices effectués à l'aide de cet accessoire.

Toutefois, il faut reconnaître qu'en général, je remplace le cercle magique par une modeste balle de caoutchouc ou de plastique. Les photos incluses dans ce chapitre illustrent tous les exercices avec une petite balle. En effet, cet objet est bien meilleur marché et, comme j'organise beaucoup de cours collectifs, il est plus facile d'utiliser cet accessoire. En outre, le cercle magique demande un peu plus de coordination, ne serait-ce que pour le maintenir en place entre les genoux ou les chevilles, car il a tendance à s'échapper. Par ailleurs, il est un peu moins facile et agréable à serrer qu'une balle, douce et souple.

Personnellement, je crois donc qu'une balle d'environ 15 à 20 centimètres de diamètre et de souplesse moyenne constitue l'accessoire idéal des exercices Pilates au tapis. Pour mon studio, j'en achète un modèle qu'on gonfle à l'aide d'une simple paille.

ATTENTION !

N'utilisez pas de ballon de basket ou de football. La principale qualité de votre balle doit être l'élasticité, vérifiable en appuyant dessus. Sa finalité est de faire travailler vos muscles, mais sans vous donner de bleus ! Vous trouverez une balle tout à fait satisfaisante n'importe où dans le commerce. Seuls importent la taille et la souplesse de l'objet.

Quant aux cercles magiques, on les trouve en vente sur les sites Web des fabricants d'équipements spéciaux pour Pilates, sous des dénominations variables.

Presque tous les exercices que je vous propose dans les pages suivantes figurent déjà dans des chapitres précédents, sans accessoire. Vous pouvez exécuter ceux dont je rappelle le nom ci-dessous en respectant simplement l'ordre où ils apparaissent dans les chapitres 4 à 7. Le seul qui soit spécialement conçu pour le travail à la balle est la Réponse abdominale.

Exercices présentés dans ce chapitre

Voici la liste des exercices présentés dans ce chapitre :

- Réponse abdominale
- Enroulements dorsaux
- Pont
- Roulade tendue arrière
- Roulade jambes en V
- Tour du monde (avancé)

Réponse abdominale

La Réponse abdominale est tellement simple à comprendre que je n'en montre même pas de photo. Mais elle est tellement difficile à exécuter que cela vous dissuadera peut-être d'en capter l'idée !

Voici le principe sur lequel elle repose : lors d'un exercice d'abdominaux, la mobilisation des muscles de la cuisse interne permet de localiser les abdominaux profonds. En effet, ces muscles travaillent ensemble ; le fait de solliciter les uns rend l'utilisation des autres plus facile. En tenant la balle entre les genoux, vous sentirez leur interconnexion profonde.

Si vous ne parvenez pas à bien saisir la notion de Réponse abdominale, ne vous en faites pas. Cela n'empêche pas d'effectuer les autres exercices.

Préparation

Couchez-vous sur le dos, genoux fléchis et pieds à plat sur le sol, écartés par une distance égale à la largeur de vos hanches. Placez-vous en Neutralité vertébrale afin de relâcher votre dos. Mettez la balle entre vos genoux, puis placez les mains de chaque côté de votre abdomen inférieur, les doigts posés à l'intérieur des os iliaques. Ainsi, vous sentirez le travail des abdominaux profonds. Inspirez profondément.

Exécution

Expiration. Rentrez le ventre et pressez lentement la balle, en prenant conscience que vous faites partir cet effort des obliques de l'abdomen, muscles situés juste à l'intérieur des os iliaques. Imaginez que ces muscles, sous vos doigts, attirent vos os iliaques l'un vers l'autre. En serrant la balle, essayez de les durcir.

Inspiration. Relâchez doucement la pression exercée sur la balle et décontractez l'abdomen.

Répétez l'exercice 4 fois, puis enchaînez sur les Enroulements dorsaux.

Conseils

- Cet exercice demande de la présence intellectuelle : efforcez-vous de sentir les connexions entre les différents muscles de votre corps.
- N'aplatissez pas votre région lombaire. Pensez, au contraire, à garder le coccyx bien ancré au sol. Maintenez votre situation de Neutralité vertébrale.

Enroulements dorsaux

Les Enroulements dorsaux figurent parmi les exercices de préparation à Pilates décrits au chapitre 4. Je les enseigne toujours à mes nouveaux élèves dès leur première séance et ce, à l'aide de la balle. En effet, celle-ci les incite à mobiliser les muscles intérieurs de leurs cuisses et à garder les jambes correctement alignées. La balle vous aidera aussi, espérons-le, à sentir le travail de vos abdominaux profonds.

À RETENIR

Veillez à n'effectuer cet exercice qu'après avoir d'abord exécuté la Réponse abdominale.

Préparation

Couchez-vous sur le dos, genoux fléchis et pieds à plat sur le sol, dans le prolongement de vos hanches. Vous êtes en position de Neutralité vertébrale, dos relâché. Mettez la balle ou le cercle magique entre vos genoux. Placez vos mains derrière votre tête, doigts entrecroisés (figure 10-1a).

Exécution

Expiration. Rentrez le ventre, pressez doucement la balle à l'aide de vos abdominaux profonds et soulevez la tête. Tirez le menton vers votre poitrine comme si vous teniez une mandarine sous celui-ci et placez-vous en Posture abdominale. Votre tête doit être juste assez haut placée pour que vos omoplates décollent à peine du tapis (figure 10-1b).

Inspiration. Revenez sur le tapis, en contrôlant le mouvement et en relâchant lentement la pression exercée sur la balle.

Effectuez lentement 8 répétitions de l'exercice.

Conseils

- Lorsque vous montez le dos, maintenez votre Neutralité vertébrale.
- N'aplatissez pas votre région lombaire. Pensez, au contraire, à garder le coccyx bien ancré au sol.
- N'exercez pas de tension sur votre cou : vos mains sont là pour soutenir le poids de votre tête. Pensez à tenir une mandarine imaginaire sous le menton.

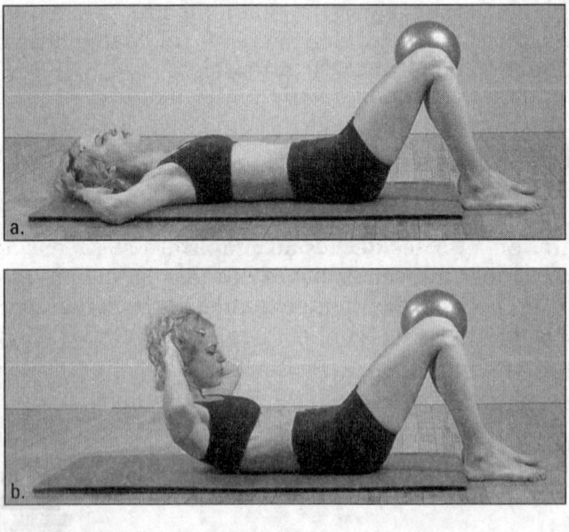

Figure 10-1 : Enroulements dorsaux.

Pont (débutant)

Le Pont vous est familier depuis la série de niveau débutant présentée au chapitre 5. Il s'agit d'un exercice excellent pour raffermir les fessiers, renforcer l'arrière des jambes et développer la stabilité du tronc. La balle ou le cercle magique font, en outre, travailler l'intérieur des cuisses et contribuent au bon alignement des jambes.

Préparation

Couchez-vous sur le dos, genoux fléchis. Vous avez les pieds à plat sur le sol, écartés par une distance égale à la largeur de vos hanches, ni trop loin ni trop près de vos fesses. Avancez-les ou reculez-les de façon à être confortablement installé. Vous devriez trouver aisément votre position de Neutralité vertébrale. Étendez les bras le long de votre corps, paumes tournées vers le bas (figure 10-2a).

Placez la balle ou le cercle magique entre vos genoux. Vous devez serrer suffisamment l'accessoire pour garder vos hanches, genoux et pieds alignés. Si vous utilisez un ballon de plus de 20 centimètres de diamètre, écartez un peu les pied en conséquence. Inspirez à fond.

Exécution

Expiration. Appuyez des pieds sur le sol et contractez les fessiers, en soulevant les hanches du tapis. Des épaules aux genoux, votre corps doit être rectiligne. Ne montez pas les hanches à tel point qu'elles cachent vos genoux (figure 10-2b).

Inspiration. Tenez la position du Pont.

Expiration. Solidarisez étroitement votre thorax et votre abdomen, serrez les fessiers et tentez d'allonger l'avant de votre bassin.

Inspiration. Levez les hanches plus haut, en arquant le dos. Imaginez que quelqu'un gonfle un ballon situé sous celui-ci.

Expiration. Redescendez doucement sur le tapis en déroulant une vertèbre après l'autre. Appuyez bien la région lombaire sur le sol, à l'aide du Creusement abdominal, et replacez-vous en Neutralité vertébrale.

Effectuez l'exercice 5 fois.

Ramenez vos genoux sur votre poitrine, pour détendre votre dos et faire la transition avec l'exercice suivant.

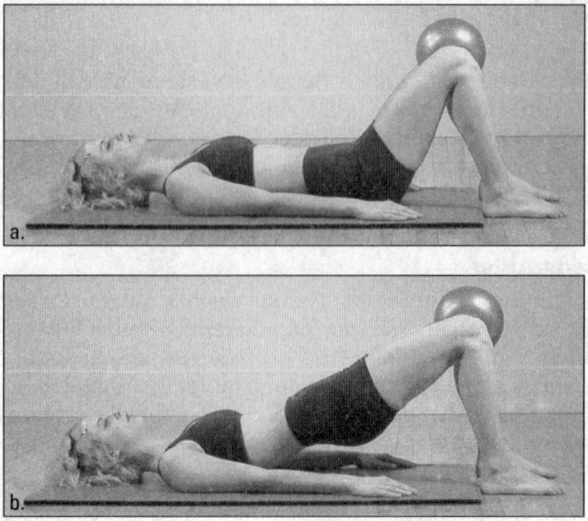

Figure 10-2 : Le Pont.

Conseils

- Lorsque vous tenez la position du Pont, gardez le corps rectiligne, en évitant d'arquer le dos.
- Veillez à redescendre sur le tapis en déroulant votre colonne vertébrale de façon bien articulée.
- Évitez les tensions dans la partie supérieure de votre corps. Pensez à allonger et à décontracter votre nuque.

Roulade tendue arrière (avancé)

La Roulade tendue arrière a fait son apparition dans cet ouvrage parmi les exercices avancés du chapitre 7. La présence de la balle, tenue entre les chevilles, permet de travailler en profondeur les muscles internes des cuisses et de mieux trouver le Creusement abdominal. Cet exercice demande beaucoup de force abdominale mais, quand on l'effectue avec succès, il est excellent pour étirer les muscles du dos et du cou. Essayez d'abord la version classique, puis tentez d'y ajouter la balle.

ATTENTION !

Si vous souffrez de douleurs lombaires ou cervicales, faites l'impasse sur cet exercice.

Préparation

Couché sur le dos, bras étendus le long du corps, vous avez les paumes tournées vers le bas et les jambes tendues à la verticale. Vous tenez une balle ou un cercle magique entre les chevilles (figure 10-3a).

Exécution

Inspiration. Rentrez le nombril, contractez les fessiers et serrez la balle ou le cercle entre vos chevilles. Faites passer vos jambes par-dessus votre tête, sans les laisser retomber : il faut arrêter le mouvement lorsqu'elles se trouvent à l'horizontale. Ne roulez pas sur la nuque ; vous devez vous maintenir en équilibre sur les épaules.

Expiration. Fléchissez les pieds comme sur la figure 10-3b puis revenez doucement au tapis, en déroulant peu à peu votre épine dorsale (figure 10-3c). Appuyez bien des mains et des bras sur le sol afin de contrôler votre mouvement. Quand votre coccyx a touché le sol, laissez vos jambes continuer à descendre, mais pas trop bas car vous devez garder la zone lombaire collée au tapis (figure 10-3d). Pour cela, faites appel au Creusement abdominal et contractez les fessiers. Vous ne devez pas cambrer d'un millimètre !

Inspiration. En maintenant la pression sur la balle ou sur le cercle magique, renouvelez les opérations.

Effectuez l'exercice 4 fois.

Pour terminer, ramenez vos genoux fléchis contre votre poitrine, pour vous détendre le dos.

Conseils

- Veillez à effectuer des mouvements fluides et contrôlés.
- Ne roulez pas sur la nuque. Gardez le cou allongé.

Variantes

Voici comment rendre cet exercice plus facile : lorsque que vous revenez sur le dos, placez d'abord vos jambes à angle droit et entraînez-vous à les descendre peu à peu, au fur et à mesure que vous répétez l'exercice. Si vous cambrez, même à peine, arrêtez le mouvement et remontez les jambes. Ainsi, vous éviterez de vous faire mal aux reins. En gagnant en force abdominale, vous arriverez à descendre les jambes de plus en plus bas, jusqu'à ce que vous puissiez démarrer le mouvement jambes posées au sol.

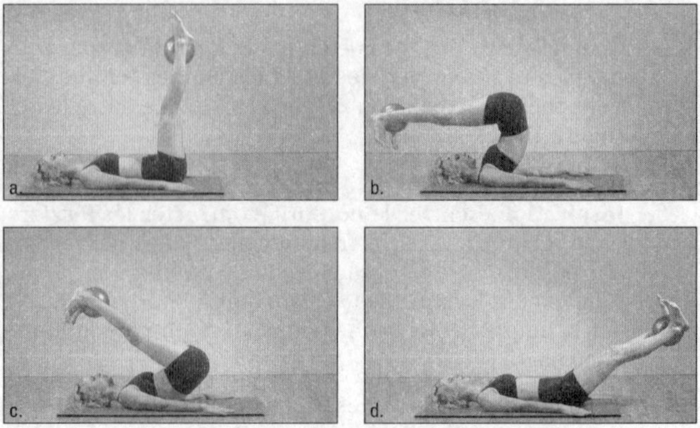

Figure 10-3 : Roulade tendue arrière.

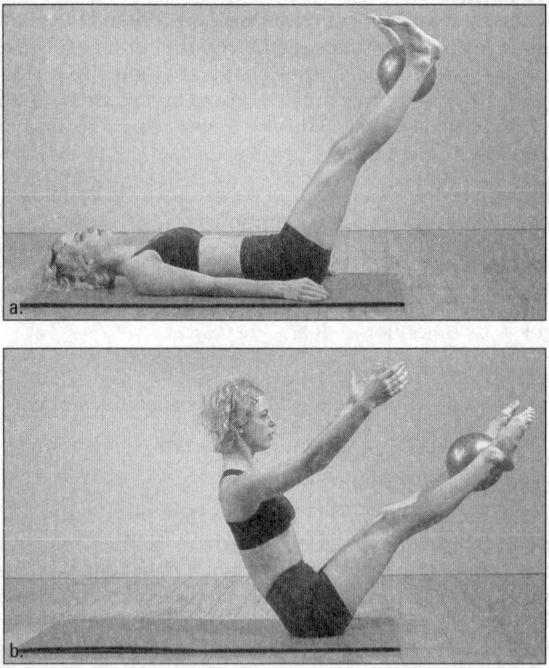

Figure 10-4 : Mariage de la Roulade tendue arrière et du Teaser.

Si vous avez le dos noué et souhaitez bénéficier d'un surcroît d'étirement, arrêtez votre première Roulade lorsque vous avez les jambes au-dessus de la tête. Saisissez chacun de vos mollets avec les mains. Revenez ensuite sur le tapis en déroulant lentement votre colonne et en vous aidant de vos bras pour accentuer l'étirement du dos. Terminez comme dans la version originale.

Vous aimez la difficulté ? Essayez un mélange de Roulade tendue arrière et de Teaser ! Commencez par la Roulade normale, en montant les jambes par-dessus votre tête. Puis, quand vous avez redescendu votre colonne vertébrale au sol et que votre coccyx a atteint le tapis, amenez vos jambes à 45° au-dessus du sol. Adoptez maintenant la position du Teaser, bras tendus en oblique devant vous. Puis roulez en arrière sur votre épine dorsale et enchaînez sur une nouvelle Roulade. Renouvelez l'opération 4 fois. À la dernière, saisissez vos chevilles ou vos mollets dans vos mains lorsque vous êtes en position de Teaser et effectuez une Roulade jambes en V. Cette variante est illustrée par la figure 10-4.

Roulade jambes en V (intermédiaire)

J'introduis la Roulade jambes en V au chapitre 6, consacré à la série des exercices intermédiaires au tapis. Cette combinaison de Demi-Chandelle et de Point d'équilibre vise à l'acquisition de force et de maîtrise du mouvement. Comme tous les exercices Pilates reposant sur le principe de la roulade, elle offre un moyen amusant de se masser le dos, d'apprendre à dérouler son épine dorsale de façon articulée et de trouver son centre de contrôle abdominal. La tenue de la balle ou du cercle magique entre les chevilles fait que les muscles internes des cuisses entrent en action et rend le Creusement abdominal profond plus accessible.

Comme dans toute roulade, veillez à ne pas appuyer sur vos vertèbres cervicales !

Préparation

Vous êtes assis bien droit, genoux fléchis, une balle ou un cercle magique entre les chevilles. Saisissez celles-ci dans vos mains, par l'extérieur, puis roulez en arrière pour vous placer en position de Point d'équilibre, perché sur l'arrière de votre coccyx. Soulevez maintenant vos jambes en les allongeant, de sorte qu'elles et votre tronc forment un V. Gardez l'abdomen inférieur rentré et restez un peu en arrière du coccyx, afin de sentir le Creusement abdominal, qui vous aide à maintenir votre équilibre.

En cas de raideur du dos ou des muscles ischiojambiers (situés derrière les jambes), tenez vos mollets plutôt que vos chevilles et fléchissez légèrement les jambes (figure 10-5a).

Exécution

Inspiration. Roulez sur vos épaules et placez-vous en Demi-Chandelle, en utilisant le Creusement abdominal pour soulever vos hanches. Pour monter encore plus haut, contractez les fessiers. Vos jambes se trouvent maintenant au-dessus de votre tête, à l'horizontale (figure 10-5b).

Expiration. Revenez au Point d'équilibre. Pour freiner votre élan, tirez parti du Creusement abdominal.

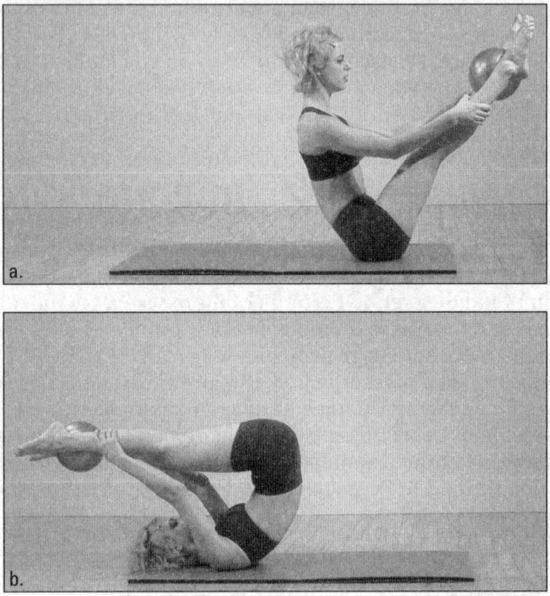

Figure 10-5 : Roulade jambes en V.

Conseils

- Creusez bien les abdominaux. Cela permet d'articuler chaque vertèbre et produit un effet de massage.
- Profitez de votre élan dans le mouvement arrière, mais veillez à le maîtriser à l'aide de vos abdos, en arrivant en position de Demi-Chandelle.
- Pour revenir au Point d'équilibre, mobilisez vos abdos pour freiner votre élan.
- Ne tombez pas bruyamment sur le dos. Votre mouvement doit être doux et amorti à l'aide des abdominaux, qui appuient votre région lombaire contre le tapis.

Tour du monde (avancé)

Exécuté avec une balle ou un cercle magique tenu entre les chevilles, l'exercice baptisé Tour du monde fait travailler les muscles de l'intérieur des cuisses et vous aide à trouver votre Creusement abdominal profond. Comme son cousin le Tire-bouchon, il cible votre centrale énergétique (abdos, intérieur des cuisses et fessiers) tout en vous étirant le dos. En outre, il améliore l'équilibre et la maîtrise du mouvement, en particulier par son mouvement de rotation. Avant de vous lancer dans l'entreprise, assurez-vous de dominer la Roulade tendue arrière et le Tire-bouchon, qui figurent tous deux au chapitre 7.

Le Tour du monde peut imposer au cou une considérable tension. Si vous souffrez du cou, renoncez à cet exercice.

Préparation

Couchez-vous sur le dos, avec une balle ou un cercle magique entre les chevilles. Tendez les jambes à la verticale et placez vos bras le long de votre corps, mains appuyées sur le tapis. Descendez les jambes à 45° au-dessus du sol.

Exécution

Inspiration. Rentrez le ventre et contractez les fessiers afin de lever les jambes, que vous ferez passer au-dessus de votre tête puis maintiendrez à l'horizontale derrière vous. Pour vous aider à monter les jambes, exercez une pression des bras sur le sol. Baissez bien vos épaules. Ne roulez pas sur votre nuque : votre point d'équilibre doit se situer entre vos épaules.

Expiration. Effectuez le mouvement circulaire auquel l'exercice doit son nom et qu'illustre la figure 10-6. Pour commencer celui-ci, faites légèrement pivoter vos hanches vers la droite puis abaissez les jambes vers la gauche. Roulez sur le côté gauche de votre épine dorsale. Pour faciliter le mouvement, appuyez bien des bras sur le sol. Tandis que vous déroulez votre colonne vertébrale, vos jambes poursuivent leur cercle en descendant vers le sol puis en remontant sur la droite. Terminez en roulant sur le côté droit de votre colonne vertébrale, pour boucler le cercle avec vos jambes.

Pendant la rotation de vos jambes, celles-ci doivent descendre le plus près possible du sol sans que cela vous amène à pointer le ventre en avant ou à cambrer. Vous devez à tout prix maintenir la stabilité de votre torse. Pour cela, rentrez le nombril en direction de votre colonne vertébrale et contractez les fessiers ! Pour faire travailler l'intérieur de vos cuisses, serrez doucement la balle entre vos jambes pendant tout l'exercice.

Inspirez en haut du cercle puis expirez pour repartir dans l'autre direction.

Décrivez 6 cercles, en changeant chaque fois de côté. Pour terminer, ramenez vos genoux contre votre poitrine.

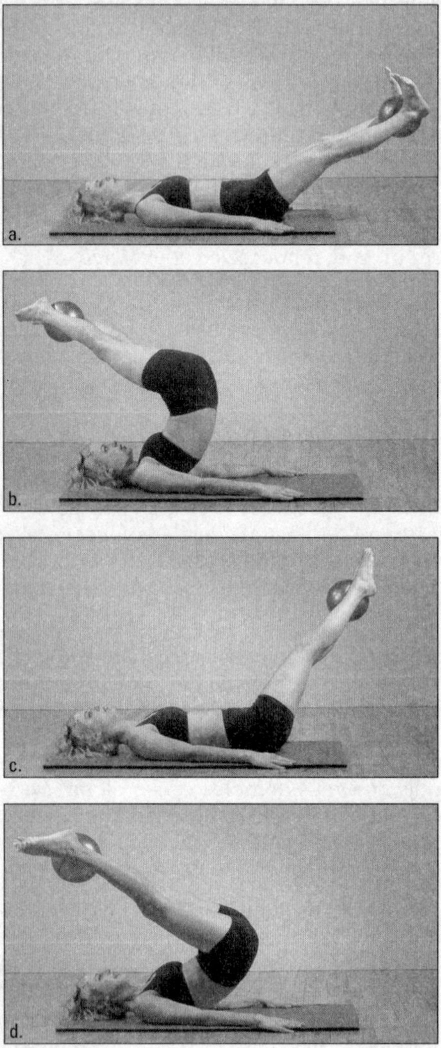

Figure 10-6 : Le Tour du monde.

Conseils

- Maintenez votre Creusement abdominal tout au long de l'exercice.
- Pour assurer votre stabilité, repoussez bien le sol avec vos bras.
- Limitez les tensions du haut de votre corps. Allongez la nuque et décontractez-la. Étendez confortablement votre dos sur le sol.
- Pour stabiliser votre tronc, pensez à serrer fessiers et cuisses.
- Ne cambrez le dos en aucun cas ! Lorsque vous approchez les jambes du sol, il doit adhérer au tapis. Visez à une stabilité absolue.

BONNE IDÉE

Pilates pas cher

Les mauvaises langues prétendent que Pilates coûte la peau des fessiers. C'est pourtant faux ! Les accessoires de base, tapis ou balle, sont d'un prix dérisoire. En outre, ils vous seront prêtés si vous trouvez un centre qui enseigne la méthode.

Dans les studios dispensant la méthode Pilates, un équipement complet est à votre disposition. Par ailleurs, rien ne vous oblige à prendre des cours particuliers ! Les tarifs des cours collectifs sont comparables à ceux d'autres disciplines.

Chapitre 11

À l'assaut des sommets : le gros ballon

Dans ce chapitre :

- Efficaces et amusants, les exercices au ballon
- Encore faut-il tenir dessus !

Le gros ballon utilisé dans les cours de fitness semble avoir été adopté pour la première fois par un kinésithérapeute qui souhaitait rendre à ses patients, victimes de traumatismes, l'aptitude à effectuer certains exercices. Ce praticien les installait sur le ballon et les faisait rebondir. Ils en tiraient un remarquable bénéfice, sans impact sur leurs lésions.

Kinés et spécialistes de Pilates utilisent toujours des gros ballons pour rééduquer les personnes atteintes de blessures du dos, du genou ou de la hanche. Mais ces accessoires rendent une multitude d'autres services. Ils favorisent la stabilité, l'équilibre, le contrôle du mouvement et l'acquisition de force musculaire – le tout, en rendant les exercices très amusants.

BONNE IDÉE

La position assise sur un ballon contribue à merveille à préserver le bon état de votre colonne vertébrale. C'est pourquoi je vous conseille de substituer un ballon à votre chaise pendant au moins une partie de votre journée de travail, si vous avez un emploi de bureau. En effet, assis sur un ballon, on est obligé d'adopter une posture correcte, puisqu'on ne peut s'adosser à rien. De plus, l'instabilité du ballon amène à se placer en appui sur les orteils et tient le corps en mouvement, ce qui évite les raideurs et douleurs du dos typiques d'une vie trop sédentaire.

Un ballon, par définition, ça roule. Il faut donc déployer des ressources en force abdominale et en équilibre pour le garder immobile, comme c'est aussi le cas du boudin de mousse, vedette du chapitre 9. Cela en fait un excellent auxiliaire des méthodes de rééducation et d'apprentissage de la stabilité. Lorsqu'on l'effectue perché sur un ballon, le mouvement le plus anodin se transforme en véritable exploit !

Si vous disposez d'un ballon, vous pourrez ajouter les exercices proposés ici à votre programme Pilates habituel. Celui-ci y gagnera en difficulté et en variété. Je vous suggère d'effectuer cette série après votre travail au tapis.

Il existe diverses tailles de ballons. Pour choisir celle qui vous convient, vérifiez de pouvoir poser les pieds au sol sans difficulté lorsque vous êtes assis dessus. Voici le diamètre que je vous recommande, en fonction de votre stature.

- Vous mesurez moins de 1,60 mètre : 55 centimètres de diamètre.
- Vous mesurez 1,60 à 1,75 mètre : 65 centimètres.
- Vous mesurez 1,75 à 1,85 mètre : 75 centimètres.
- Vous mesurez plus de 1,85 mètre : 85 centimètres.

BONNE IDÉE

Ne gonflez votre ballon ni trop ni trop peu : vous devez pouvoir y enfoncer légèrement le doigt sans qu'il soit mou. Toutes les méthodes sont bonnes : à la bouche, à l'aide d'une pompe à vélo ou à matelas pneumatique, ou encore avec un gonfleur à pneus, dans une station-service.

Remarque : J'indique entre parenthèses le niveau de difficulté de chaque exercice, après son nom.

Exercices présentés dans ce chapitre

Dans mon studio, je propose des cours associant aérobic et un grand nombre d'exercices destinés à faire énergiquement travailler les abdos et le haut du corps, le tout à l'aide d'un ballon. Voici quelques-uns de mes jeux favoris :

- Incurvation descendante
- Enroulements dorsaux
- Étirement poitrine ouverte
- Pont sur ballon
- Planche sur ballon
- Genoux contre poitrine

- Équilibre sur les mains
- Lana Turner

Incurvation descendante (débutant)

Cet exercice, qui met votre stabilité à l'épreuve, a pour effet de vous chauffer les muscles de l'abdomen et du dos. Pour ne pas glisser, mettez-vous pieds nus ou en chaussures de sport. Vos pieds dérapent tout de même ? Essayez d'effectuer cet exercice sur un tapis.

À RETENIR

Au cas où votre alphabet Pilates serait un brin rouillé, il s'avérerait utile de revenir au chapitre 3. Cela vous rafraîchira la mémoire sur l'Incurvation, le Pont, le Creusement abdominal et la Superposition des vertèbres, notions évoquées de nouveau dans les pages suivantes.

Préparation

Asseyez-vous bien droit sur votre ballon, les pieds un peu plus écartés que la largeur de vos hanches. Tendez les bras en avant, de sorte qu'ils soient à peu près parallèles à vos cuisses (figure 11-1a).

Exécution

Expiration. Rentrez le nombril et enroulez vos vertèbres en commençant par le bas. Pour cela, pensez que vous poussez le ballon en avant avec votre coccyx. Pour que votre corps suive le mouvement, déplacez lentement les pieds vers l'avant (figure 11-1b). Descendez ainsi jusqu'à ce que vos épaules soient sur le ballon. Votre corps est alors en position de Pont. Vous avez les pieds fermement plantés au sol, les fessiers contractés et le ventre rentré afin de garder les hanches à la même hauteur que vos épaules.

Inspiration. Tendez les bras au-dessus de votre tête comme dans la figure 11-1c en maintenant la stabilité de votre torse. Écartez-les puis amenez-les vers l'avant en décrivant un cercle (figure 11-1d).

Expiration. Remontez le dos en ramenant les pieds, pas à pas, vers le ballon. Pour contrôler votre mouvement, faites appel au Creusement abdominal profond. Terminez par une Superposition des vertèbres. Vous voilà en position de départ, assis bien droit et bras tendus en avant.

Effectuez l'exercice à 4 reprises. La dernière fois, quand vous descendez le dos, tenez la position du Pont et placez vos mains derrière votre tête. Vous voilà fin prêt pour les Enroulements dorsaux.

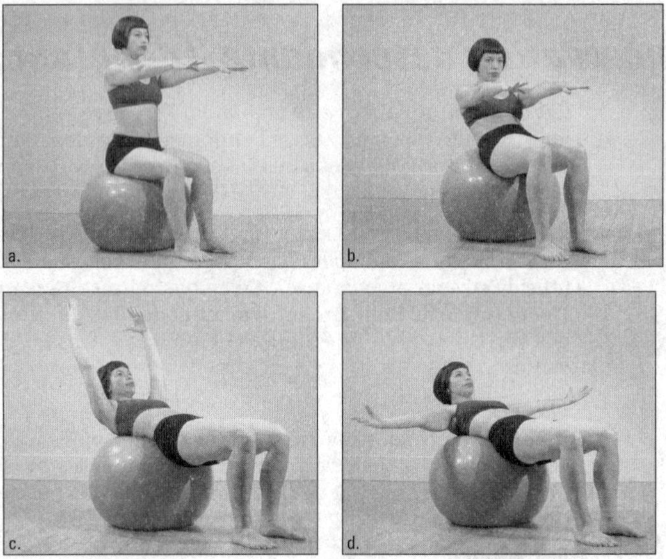

Figure 11-1 : Incurvation descendante.

Enroulements dorsaux (intermédiaire)

Vous êtes passé maître en Enroulements dorsaux sur le tapis et voudriez vraiment sentir le feu ravager vos abdos ? Essayez le même exercice, mais sur un ballon. Impossible de rester stable sur cet instrument de torture sans parvenir à un authentique et profond Creusement abdominal ! Dans la catégorie « abdos », vous trouverez rarement plus difficile.

BONNE IDÉE

Plus le bassin est loin du ballon, plus l'exercice est facile. Pour vous rendre l'épreuve moins ardue, éloignez les pieds du ballon afin que vos épaules soient en contact avec lui. Effectuez vos enroulements à partir de cette position.

Préparation

Vous êtes toujours en train de faire le Pont, à la suite de votre dernière Incurvation descendante ? Restez dans cette position. Le milieu de votre dos doit être appuyé sur le ballon, vos pieds fermement plantés sur le sol, un peu plus écartés que votre largeur d'épaules. Vos genoux sont légèrement tournés vers l'extérieur. Contractez les fessiers et rentrez le ventre afin de garder les hanches à la hauteur de vos épaules. Votre torse doit être aussi stable que possible.

Maintenant, placez vos mains, doigts entrecroisés, derrière votre tête.

Exécution

Expiration. Assurez-vous d'avoir les fessiers contractés et le nombril enfoncé. Déroulez votre colonne vertébrale pour remonter en Posture abdominale (figure 11-2). Soulevez la tête juste assez pour décoller vos épaules du ballon. Ne laissez pas vos hanches s'affaisser.

Pour tirer tout le bénéfice de cet exercice, il faut procéder avec lenteur et non par à-coups rebondissants !

Inspiration. Revenez dans la position du Pont, en contrôlant votre mouvement.

Effectuez l'exercice 8 fois, sans vous presser. Enchaînez directement avec l'Étirement poitrine ouverte. Après cet exploit, vous en avez bien besoin !

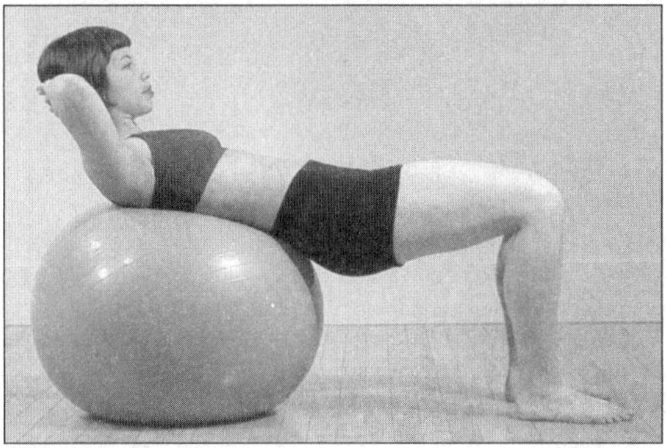

Figure 11-2 : Enroulements dorsaux.

Conseils

- Lorsque vous commencez votre mouvement ascendant, n'oubliez pas de rentrer le ventre au maximum afin que le creux de vos reins adhère bien au ballon.
- Évitez de crisper la nuque. Le poids de votre tête doit reposer sur vos mains. Pensez à coincer une mandarine imaginaire sous votre menton.

Variantes

Pour corser un peu cet exercice, rapprochez vos pieds du ballon de façon que votre bassin et votre région lombaire se trouvent en contact avec lui. La stabilisation s'avère ainsi plus difficile, au moment où votre abdomen arrive sur le ballon. Au début du mouvement, pensez à coller le creux des reins sur celui-ci (figure 11-3).

Il existe une autre variante de cet exercice, destinée à accentuer le travail des obliques de l'abdomen (ces muscles profonds qui permettent la rotation du torse). Essayer d'enrouler votre colonne vertébrale avec un léger mouvement de torsion. Pour cela, dirigez votre coude droit vers votre genou gauche puis vice versa, en changeant chaque fois de côté.

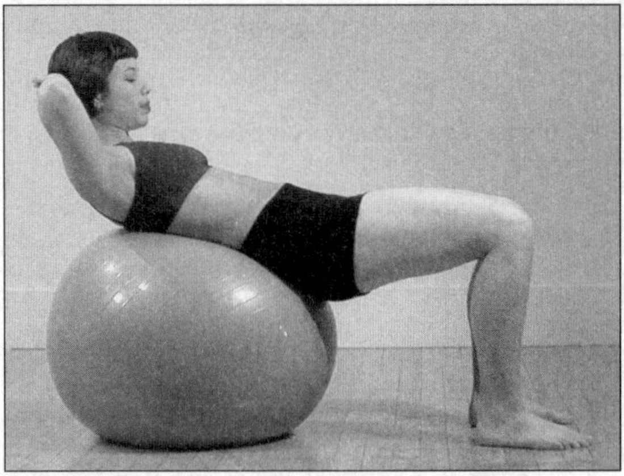

Figure 11-3 : Enroulements dorsaux, variante plus difficile.

Pour corser l'exercice, rapprochez vos pieds du ballon.

Étirement poitrine ouverte (intermédiaire)

Voici un exercice parfait pour étirer vos pectoraux, épaules, abdomen et bras. Et, par-dessus le marché, il détend admirablement le dos, à tel point qu'il vous fera sans doute pousser des gémissements ou soupirs de plaisir ! C'est exactement ce dont votre colonne a besoin après une journée passée à travailler sur ordinateur, à vous occuper d'un bébé, à déplacer des objets lourds ou simplement à lutter contre la pesanteur, ce qui est le lot de tout habitant de notre planète. L'Étirement poitrine ouverte figurera bientôt parmi vos chouchous, cela ne fait pas de doute !

Commencer et terminer cet exercice exige une force et un équilibre considérables. Avant de vous y risquer, vérifiez que l'Incurvation descendante sur ballon n'a plus de secrets pour vous.

Préparation

Vous êtes dans la position du Pont, dos sur le ballon et pieds au sol. Comment en êtes-vous arrivé là ? En pratiquant l'Incurvation descendante. Si vous venez d'effectuer les Enroulements dorsaux, vous êtes prêt pour la suite des réjouissances. Avant de commencer l'exercice, veillez à avoir le haut du dos en appui contre le ballon.

Exécution

Inspiration. En gardant les pieds plantés au sol et un peu plus écartés que votre largeur d'épaules, poussez des jambes vers l'arrière. Dans le même temps, allongez les bras derrière vous, en direction du sol.

Gardez toujours les pieds au sol, sans quoi vous dégringoleriez de votre perchoir !

Respiration continue. Faites lentement des cercles avec vos bras, que vous devez laisser peser vers le sol afin de bien ouvrir la poitrine (figure 11-4a). Écartez-les sur les côtés comme si vous retiriez un gilet, puis remontez-les derrière votre tête.

Si, tout en décrivant votre cercle, vous remarquez un point nécessitant particulièrement d'être étiré, tenez cette position en inspirant à fond.

Pour accroître votre étirement au maximum, pensez à ouvrir la poitrine lors des inspirations.

Répétez l'exercice 2 fois puis refaites le cercle 2 autres fois en sens inverse.

Pour finir, roulez lentement contre l'avant du ballon, les bras abaissés sur les côtés, pour arriver en position accroupie (figure 11-4b). Rectifiez la position de vos genoux et de vos pieds, notamment en les tournant vers l'extérieur, pour fléchir les jambes au maximum en gardant les talons collés au sol.

Gardez bien le dos contre le ballon et la poitrine ouverte. Votre tête doit être toujours relâchée en arrière, soutenue, ainsi que votre nuque, par le ballon. Restez accroupi pendant 10 secondes, le temps que le sang accumulé dans votre tête reflue vers le bas. Si vous vous releviez trop vite, vous risqueriez d'avoir le tournis.

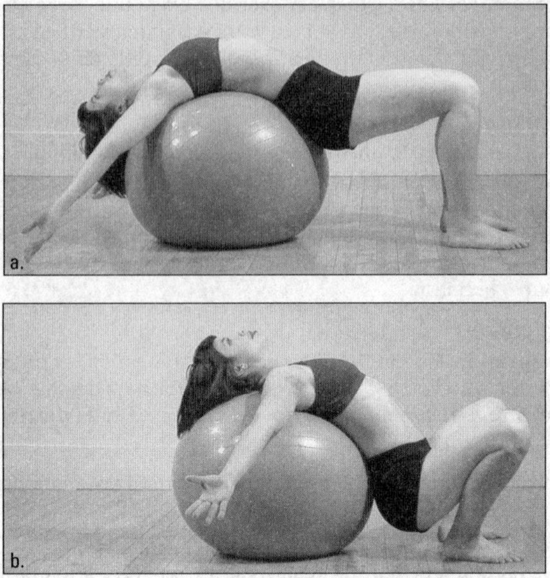

Figure 11-4 : Étirement poitrine ouverte.

Relevez doucement la tête, en plaçant éventuellement vos mains derrière pour la soutenir. Remontez progressivement le dos en rapprochant vos pieds du ballon, pas à pas. Tendez les bras en avant et mobilisez vos abdominaux pour contrôler votre mouvement. Terminez l'exercice assis bien droit sur le ballon.

Pont sur ballon (débutant)

Le Pont est décrit au chapitre 5 – version simple. Comme les autres, cette variante avec ballon est excellente pour renforcer les fessiers et les ischiojambiers. De plus, elle permet d'acquérir une meilleure stabilité, car il faut déployer toute sa capacité de contrôle pour empêcher le ballon de rouler d'un côté ou de l'autre.

Préparation

Couchez-vous sur le dos, bras étendus le long du corps, jambes allongées sur le ballon (figure 11-5a). Plus celui-ci se trouve près de votre tronc, moins vous aurez de mal à le tenir immobile. Par conséquent, la première fois que vous effectuerez cet exercice, posez mollets et genoux sur le ballon. Avec de l'entraînement, vous pourrez l'éloigner davantage. Pour commencer, inspirez à fond.

Exécution

Expiration. En gardant les jambes absolument droites, appuyez-les bien sur le ballon. Puis soulevez le bassin en contractant les fessiers. Pour assurer votre stabilité, exercez une pression de vos bras et de vos paumes sur le tapis. Des épaules aux orteils, votre corps doit être rectiligne (figure 11-5b). Ne montez pas les hanches au point de ne plus voir vos genoux ou de faire porter votre poids sur votre nuque.

Inspiration. Tenez la position du Pont.

Expiration. Rentrez le ventre, solidarisez étroitement votre thorax et votre abdomen, contractez les fessiers. Essayez d'allonger l'avant de votre bassin.

Inspiration. Contractez les fessiers pour élever vos hanches encore un peu plus haut.

Expiration. Redescendez doucement le dos au sol, en déroulant vos vertèbres une à une. À l'aide du Creusement abdominal, pressez le bas du dos contre le tapis et placez-vous en Neutralité vertébrale.

Effectuez l'exercice 5 fois.

Dans l'intervalle entre cet exercice et le suivant, ramenez vos genoux contre votre poitrine, pour relâcher votre dos.

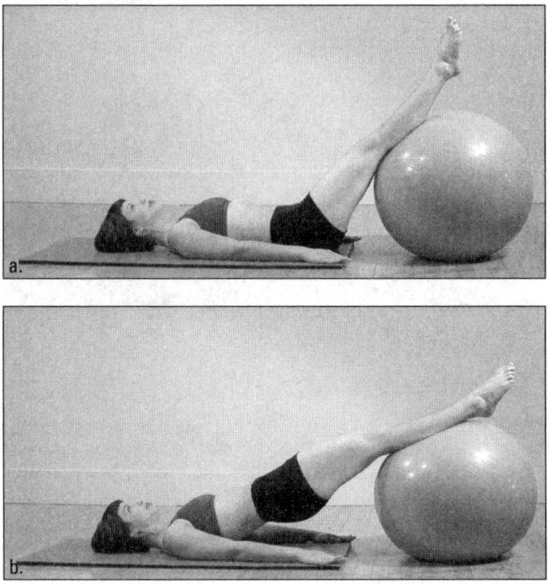

Figure 11-5 : Pont sur ballon.

Variante

Exécutez le Pont sur une jambe, comme l'illustrent les figures 11-6a et 11-6b. Pour cela, adoptez la position du Pont, puis levez une cuisse à la verticale, genou fléchi. Tendez maintenant la jambe, gardez la position pendant 1 respiration et reposez la jambe sur le ballon, en l'étirant bien. Rectifiez l'axe de vos hanches et changez de côté.

Conseils

- Quand vous faites le Pont, gardez une position rectiligne. Essayez de ne pas arquer le dos.
- Lors du mouvement descendant, veillez à dérouler votre colonne vertébrale de manière bien articulée.
- Réduisez la tension du haut de votre corps. Votre nuque doit rester allongée et décontractée.

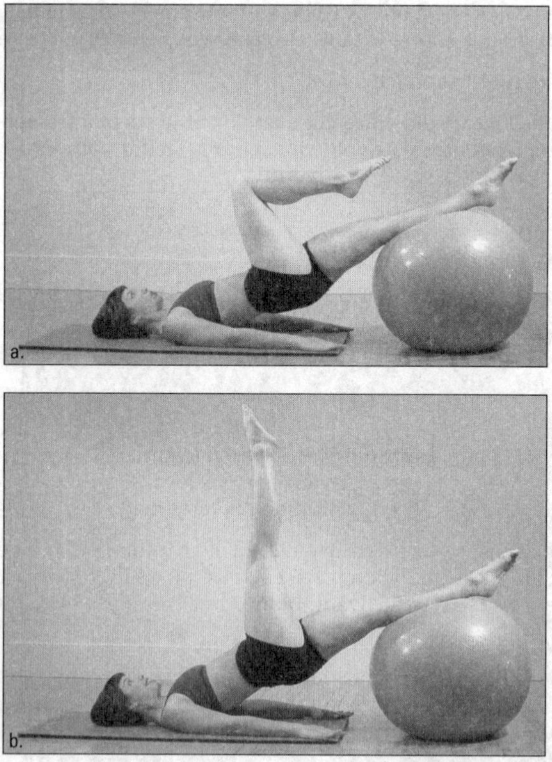

Figure 11-6 : Pont sur ballon, variante jambe levée.

Planche sur ballon (intermédiaire)

Le travail que nous abordons maintenant vise au renforcement du haut du corps. Les exercices de ce type, réalisés à l'aide du ballon, constituent une préparation tout indiquée à la gymnastique et au yoga. Si vous pratiquez régulièrement la Planche sur ballon ainsi que les deux exercices suivants, le Genoux contre poitrine et l'Équilibre sur les mains, vous gagnerez considérablement en force. La Planche sur ballon s'apparente au Contrôle frontal, exercice au tapis de niveau avancé que nous avons examiné au chapitre 7. Avant de vous emparer de votre ballon, vérifiez que vous maîtrisez bien ce dernier exercice.

Préparation

Placez-vous à quatre pattes, paumes bien ancrées au sol, le ventre contre le ballon (figure 11-7a). Vos bras sont dans l'alignement de vos épaules et vous avez les doigts tendus vers l'avant. Levez les jambes de façon à les mettre en alignement avec votre tronc. Votre corps entier ressemble à une planche rigide. Serrez cuisses et fessiers et rentrez le ventre pour soutenir votre poids.

Déplacez vos mains l'une après l'autre pour les éloigner du ballon, sans toutefois perdre votre position rectiligne. Plus vous éloignez les mains, plus il vous faudra de force dans la partie centrale du corps pour maintenir votre posture. Évitez de laisser le bas de votre dos s'affaisser ; pour le soutenir, basculez le bassin en avant et contractez vos abdos. Avancez les mains jusqu'à ce que vos genoux reposent sur le ballon, comme dans la figure 11-7b.

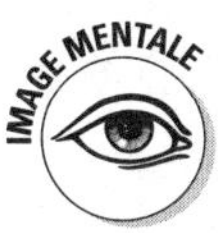

Vous êtes une planche de bois et quelqu'un a entrepris de vous marcher sur le dos. Pour résister au poids de cet imaginaire envahisseur, repoussez le sol de vos bras, rentrez le ventre et contractez les fessiers.

Exécution

Respiration continue. Tendez bien les bras, paumes ancrées au sol et doigts écartés. Avancez et reculez de quelques centimètres, sans perdre votre position de planche rigide (figure 11-7c).

Effectuez 8 fois ce mouvement d'aller-retour, puis ramenez vos mains près du ballon. Laissez votre buste reposer sur celui-ci et relâchez la tête en avant, pour étirer très agréablement le cou.

Variante

Tandis que vous faites la planche, effectuez 8 pompes en expirant à la descente et en inspirant à la montée. Pour ne pas « expédier » votre travail, comptez jusqu'à 3 dans chaque sens. Gardez la nuque allongée.

À RETENIR

Adaptez votre position à votre force. Plus le torse est près du ballon, plus l'exercice est facile. Au fur et à mesure que vous gagnerez en puissance, essayez d'avancer sur les mains, jusqu'à avoir les pieds sur le ballon !

Conseils

- Étirez bien le sommet de votre tête vers l'avant.
- Tout au long de l'exercice, faites appel au Creusement abdominal, fessiers contractés et nombril rentré.
- Ne laissez pas vos épaules remonter vers vos oreilles. Pensez, au contraire, à descendre vos omoplates.

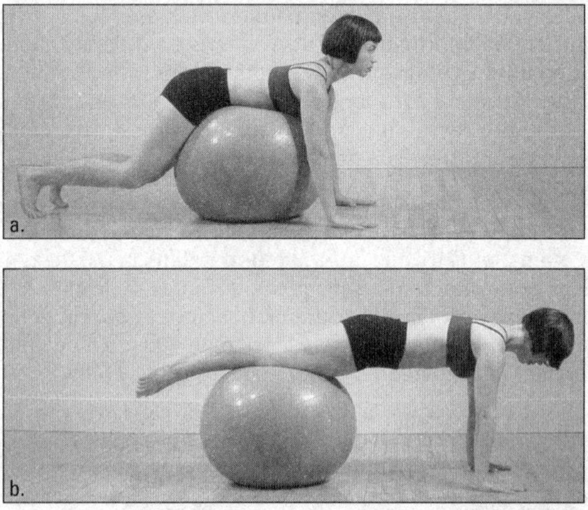

Figure 11-7 : Planche sur ballon.

Avancez et reculez de quelques centimètres.

Genoux contre poitrine (intermédiaire)

Cet exercice associe un travail du haut du corps et des abdominaux à un étirement du dos. Exprimé en des termes plus séduisants, il fait du bien, et de façon ludique !

Préparation

La position de départ de cet exercice est la même que pour la Planche sur ballon. Vous avez le ventre sur le ballon et les paumes ancrées au sol, comme dans la figure 11-8a. Vos bras sont un peu écartés, dans le prolongement de vos épaules, vos doigts tendus vers l'avant. Soulevez les jambes de façon à les placer dans l'alignement de votre tronc, en position de planche rigide. Serrez les cuisses, rentrez le nombril et contractez les fessiers pour soutenir le centre de votre corps.

Déplacez vos mains l'une après l'autre pour les éloigner du ballon tout en maintenant votre position, afin d'amener vos genoux sur le ballon (figure 11-8b).

Veillez à débuter cet exercice dans une posture correcte. Vos genoux doivent se trouver au milieu du ballon. Si vous êtes trop près de celui-ci, vous n'aurez pas assez d'amplitude de mouvement. Et, dans le cas contraire, vous risquez de vous retrouver par terre !

Exécution

Inspiration. Soulevez vos hanches en rentrant le ventre puis ramenez vos genoux contre votre poitrine, pour adopter une position fœtale sur le ballon. Pendant que vous levez le bassin, pensez à pousser le ballon vers l'avant avec les genoux. Gardez les bras tendus et solides. Ce mouvement est illustré par les figures 11-8c et 11-8d.

Expiration. Revenez dans la position de la planche.

Renouvelez l'exercice 8 fois. Ensuite, rapprochez les bras du ballon et détendez-vous, couché sur celui-ci.

Variante

Pour travailler vos obliques, vous pouvez adapter le Genoux contre poitrine de la façon suivante : au lieu de ramener vos genoux directement sur votre thorax, décentrez légèrement leur déplacement, de sorte qu'ils suivent un mouvement circulaire avec le ballon. Puis, une fois arrivé en position fœtale, terminez votre parcours circulaire en envoyant les genoux dans l'autre sens. Ce mouvement circulaire est montré dans les figures 11-9a et 11-9b.

IMAGE MENTALE

Si le ballon était recouvert de peinture, son déplacement complet aurait pour effet d'imprimer un grand ovale sur le sol.

BONNE IDÉE

Veillez à bien soulever les hanches et à creuser les abdominaux au début du déplacement des genoux, sans quoi vous risqueriez de tomber du ballon.

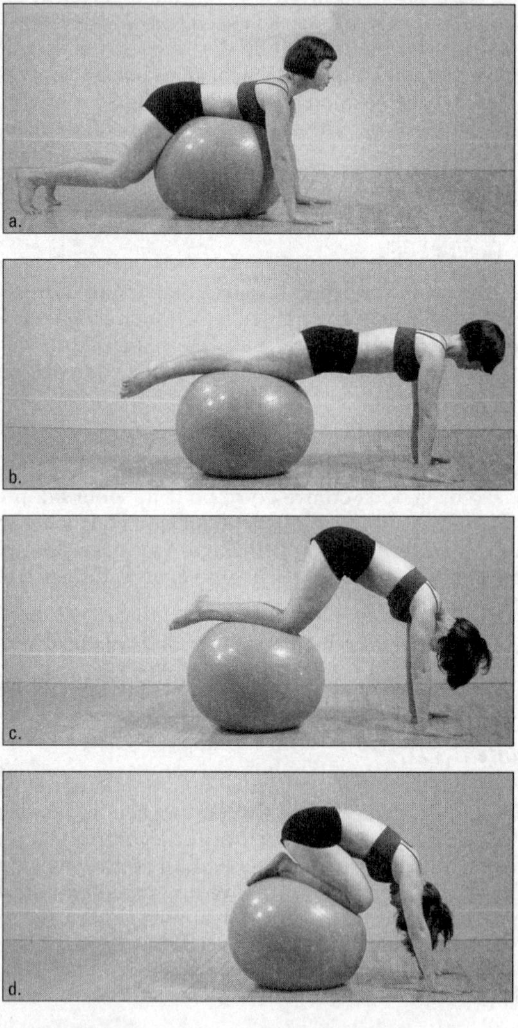

Figure 11-8 : Genoux contre poitrine.

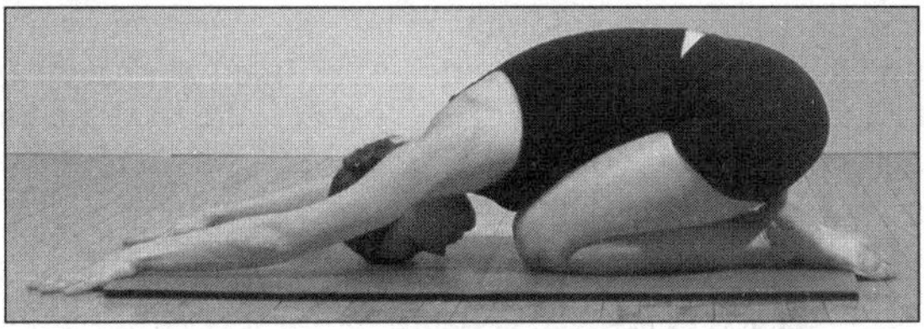

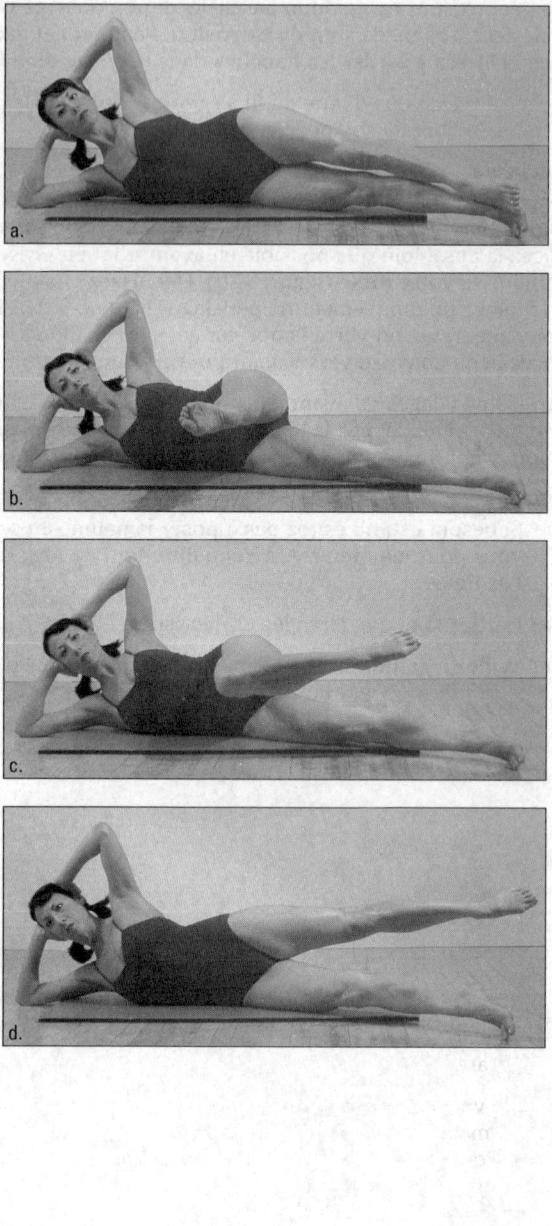